中医临床必读丛书重刊

经效产宝

唐·昝殷　撰
朱定华　整理

女科辑要

清·沈尧封　辑
朱定华　整理

U0284369

人民卫生出版社
·北京·

图书在版编目（CIP）数据

经效产宝 /（唐）昝殷撰；朱定华整理．女科辑要 /（清）沈尧封辑；朱定华整理．—北京：人民卫生出版社，2023.4

（中医临床必读丛书重刊）

ISBN 978-7-117-34554-5

Ⅰ. ①经… ②女… Ⅱ. ①昝… ②沈… ③朱… Ⅲ. ①中医产科学－中国 Ⅳ. ①R271.4

中国国家版本馆 CIP 数据核字（2023）第 067840 号

中医临床必读丛书重刊

经效产宝　女科辑要

Zhongyi Linchuang Bidu Congshu Chongkan

Jingxiao Chanbao　Nüke Jiyao

撰　　者： 唐·昝　殷
整　　理： 朱定华
辑　　者： 清·沈尧封
整　　理： 朱定华
出版发行： 人民卫生出版社（中继线 010-59780011）
地　　址： 北京市朝阳区潘家园南里 19 号
邮　　编： 100021
E - mail： pmph @ pmph.com
购书热线： 010-59787592　010-59787584　010-65264830
印　　刷： 三河市博文印刷有限公司
经　　销： 新华书店
开　　本： 889 × 1194　1/32　　**印张：** 8
字　　数： 124 千字
版　　次： 2023 年 4 月第 1 版
印　　次： 2023 年 5 月第 1 次印刷
标准书号： ISBN 978-7-117-34554-5
定　　价： 39.00 元

打击盗版举报电话：010-59787491　E-mail：WQ @ pmph.com
质量问题联系电话：010-59787234　E-mail：zhiliang @ pmph.com
数字融合服务电话：4001118166　E-mail：zengzhi @ pmph.com

重刊说明

中医药学是中华民族的伟大创造，是中国古代科学的瑰宝，也是打开中华文明宝库的钥匙，为中华民族繁衍生息做出了巨大贡献，对世界文明进步产生了积极影响。中华五千年灿烂文化，“伏羲制九针”“神农尝百草”，中医经典著作作为中医学的重要组成部分，是中医药文化之源、理论之基、临床之本。为了把这些宝贵的财富继承好、发展好、利用好，人民卫生出版社于 2005 年推出了《中医临床必读丛书》(简称《丛书》) (105 种)，随后于 2017 年推出了《中医临床必读丛书》(典藏版) (30 种)，丛书出版后深受读者欢迎，累计印制近 900 万册，成为了中医药从业人员和爱好者的必读经典。

毋庸置疑，中医古籍不仅是中医理论的基础，更是中医临床坚强的基石，提高临床疗效的捷径。每一位中医从业者，无不是从中医经典学起的。“读经典、悟原理、做临床、跟名师、成大家”是中医成才的必要路径。为了贯彻落实党的二十大报告指出的促进中医药传承创新发展和《关于推进新时代古籍工作的意见》

要求，传承中医典籍精华，同时针对后疫情时代中医药在护佑人民健康方面的重要性以及大众对于中医经典的重视，我们因时因势调整和完善中医古籍出版工作，因此，在传承《丛书》原貌的基础上，对 105 种图书进行了改版，推出《中医临床必读丛书重刊》（简称《重刊》）。为了便于读者阅读，本版尽量保留原版风格，并采用双色印刷，将“养生类著作”单列，对每部图书的导读和相关文字进行了更新和勘误；同时邀请张伯礼院士和王琦院士为《重刊》作序，具体特点如下：

1. 精选底本，校勘严谨　每种古籍均由各科专家遴选精善底本，加以严谨校勘，为读者提供精准的原文。在内容上，考虑中医临床人员的学习需要，一改过去加校记、注释、语译等方式，原则上只收原文，不作校记和注释，类似古籍的白文本。对于原文中俗体字、异体字、避讳字、古今字予以径改，不作校注，旨在使读者在研习之中渐得旨趣，体悟真谛。

2. 导读要览，入门捷径　为了便于读者学习和理解，每本书前撰写了导读，介绍作者生平、成书背景、学术特点，重点介绍该书的主要内容、学习方法和临证思维方法，以及对临床的指导意义，对书的内容提要钩玄，方便读者抓住重点，提升学习和临证效果。

3. 名家整理，打造精品　《丛书》整理者如余瀛鳌、钱超尘、郑金生、田代华、郭君双、苏礼等大部分专家都参加了我社20世纪80年代中医古籍整理工作，他们拥有珍贵而翔实的版本资料，具备较高的中医古籍文献整理水平与丰富的临床经验，是我国现当代中医古籍文献整理的杰出代表，加之《丛书》在读者心目中的品牌形象和认可度，相信《重刊》一定能够历久弥新，长盛不衰，为新时代我国中医药事业的传承创新发展做出更大的贡献。

主要分类和具体书目如下：

经典著作

《黄帝内经素问》　《金匮要略》

《灵枢经》　《温病条辨》

《伤寒论》　《温热经纬》

诊断类著作

《脉经》　《濒湖脉学》

《诊家枢要》

通用著作

《中藏经》　《三因极一病证方论》

《伤寒总病论》　《素问病机气宜保命集》

《素问玄机原病式》　《内外伤辨惑论》

《儒门事亲》
《脾胃论》
《兰室秘藏》
《格致余论》
《丹溪心法》
《景岳全书》
《医贯》
《理虚元鉴》
《明医杂著》
《万病回春》
《慎柔五书》
《内经知要》
《医宗金鉴》
《石室秘录》
《医学源流论》
《血证论》
《名医类案》
《兰台轨范》
《杂病源流犀烛》
《古今医案按》
《笔花医镜》
《类证治裁》
《医林改错》
《医学衷中参西录》
《丁甘仁医案》

4 各科著作

(1) 内科

《金匮钩玄》
《秘传证治要诀及类方》
《医宗必读》
《医学心悟》
《证治汇补》
《医门法律》
《张氏医通》
《张聿青医案》
《临证指南医案》
《症因脉治》
《医学入门》
《先醒斋医学广笔记》

《温疫论》
《温热论》
《湿热论》
《串雅内外编》
《医醇賸义》
《时病论》

(2)外科

《外科精义》
《外科发挥》
《外科正宗》
《外科证治全生集》
《疡科心得集》

(3)妇科

《经效产宝》
《女科辑要》
《妇人大全良方》
《女科经纶》
《傅青主女科》
《竹林寺女科秘传》
《济阴纲目》

(4)儿科

《小儿药证直诀》
《活幼心书》
《幼科发挥》
《幼幼集成》

(5)眼科

《秘传眼科龙木论》
《审视瑶函》
《银海精微》
《眼科金镜》
《目经大成》

(6)耳鼻喉科

《重楼玉钥》
《口齿类要》
《喉科秘诀》

(7)针灸科

《针灸甲乙经》

《针灸大成》

《针灸资生经》

《针灸聚英》

《针经摘英集》

(8)骨伤科

《永类钤方》

《世医得效方》

《仙授理伤续断秘方》

《伤科汇纂》

《正体类要》

《厘正按摩要术》

5 养生类著作

《寿亲养老新书》

《老老恒言》

《遵生八笺》

6 方药类著作

《太平惠民和剂局方》

《得配本草》

《医方考》

《成方切用》

《本草原始》

《时方妙用》

《医方集解》

《验方新编》

《本草备要》

人民卫生出版社

2023年2月

序　一

党的二十大报告提出，把马克思主义与中华优秀传统文化相结合。中医药学是中国古代科学的瑰宝，也是打开中华文明宝库的钥匙。当前，中医药发展迎来了天时、地利、人和的大好时机。特别是近十年来，党中央、国务院密集出台了一系列方针政策，大力推动中医药传承创新发展，其重视程度之高、涉及领域之广、支持力度之大，都是前所未有的。“识势者智，驭势者赢”，中医药人要乘势而为，紧紧把握住历史的机遇，承担起时代的责任，增强文化自信，勇攀医学高峰，推动中医药传承创新发展。而其中人才培养是当务之急，不可等闲视之。

作为中医药人才成长的必要路径，中医经典著作的重要性毋庸置疑。历代名医先贤，无不熟谙经典，并通过临床实践续先贤之学，创立弘扬新说；发皇古义，融会新知，提高临床诊治水平，推动中医药学术学科进步，造福于黎庶。孙思邈指出：“凡欲为大医，必须谙《素问》《甲乙》《黄帝针经》……”李东垣发《黄帝内经》胃气学说之端绪，提出“内伤脾胃，百病由生”的观点，一部《脾胃论》成为内外伤病证辨证之圭臬。经典者，路志正国医大师认为：原为“举一纲而万目张，解一卷而众篇明”之作，经典之所以奉为经典，一是经过长时间的临床实践检验，具有明确的临床指导作用和理论价值；二是后代医家在学术流变中，不断诠释、完善并丰富了其内涵与外延，使其与时俱进，丰富和发展了理论。

如何研习经典，南宋大儒朱熹有经验可以借鉴：为学之道，莫先于穷理；穷理之要，必在于读书；读书之法，莫贵于循序而致精；而致精之本，则又在于居敬而持志。读朱子治学之典，他的《观书有感》诗歌可为证：“半亩方塘一鉴开，天光云影共徘徊。问渠那得清如许？为有源头活水来。”可诠释读书三态：一是研读经典关键是要穷究其理，理在书中，文字易懂但究理需结合临床实践去理解、去觉悟；更要在实践中去应用，逐步达到融汇贯通，圆机活法，亦源头活水之谓也。二是研读经典当持之以恒，循序渐进，读到豁然以明的时候，才能体会到脑洞明澄，如清澈见底的一塘活水，辨病识证，仿佛天光云影，尽映眼前的境界。三是研读经典者还需有扶疾治病、济世救人之大医精诚的精神；更重要的是，读经典还需怀着敬畏之心去研读赏析，信之用之日久方可发扬之；有糟粕可弃用，但须慎之。

在这次新型冠状病毒感染疫情的防治中，疫病相关的中医经典发挥了重要作用，2020年疫情初期我们通过流调和分析，明确了新型冠状病毒感染是以湿毒内蕴为核心病机、兼夹发病为临床特点的认识，有力指导了对疫情的防治。中医药早期介入，全程参与，有效控制转重率，对重症患者采取中西医结合救治，降低了病死率，提高了治愈率。所筛选出的“三药三方”也是出自古代经典。在中医药整建制接管的江夏方舱医院中，更是交出了564名患者零转重、零复阳，医护零感染的出色答卷。中西医结合、中西药并用成为中国抗疫方案的亮点，是中医药守正创新的一次生动实践，也为世界抗疫贡献了东方智慧，受到世界卫生组织（WHO）专家组的高度评价。

经典中蕴藏着丰富的原创思路，给人以启迪。青蒿素的发明即是深入研习古典医籍受到启迪并取得成果的例证。进入新时代，国家药品监督管理部门所制定的按古代经典名方目录管理的中药复方制剂，基于人用经验的中药复方制剂新药研发等相关政策和指导原则，也助推许多中医药科研人员开始从古典医籍中寻找灵感与思路，研发新方新药。不仅如此，还有学者从古籍中梳理中医流派的传承与教育脉络，以传统的人才培养方法与模式为现代中医药教育提供新的借鉴……可见中医药古籍中的内容对当代中医药科研、临床与教育均具有指导作用，应该受到重视与研习。

我们欣慰地看到，人民卫生出版社在20世纪50年代便开始了中医古籍整理出版工作，先后经过了影印、白文版、古籍校点等阶段，经过近70年的积淀，为中医药教材、专著建设做了大量基础性工作；并通过古籍整理，培养了一大批中医古籍整理名家和专业人才，形成了“品牌权威、名家云集”“版本精良、校勘精准”“读者认可、历久弥新”等鲜明特点，赢得了广大读者和行业内人士的普遍认可和高度评价。2005年，为落实国家中医药管理局设立的培育名医的研修项目，精选了105种中医经典古籍分为三批刊行，出版以来，重印近千万册，广受读者欢迎和喜爱。“读经典、做临床、育悟性、成明医”在中医药行业内蔚然成风，可以说这套丛书为中医临床人才培养发挥了重要作用。此次人民卫生出版社在《中医临床必读丛书》的基础上进行重刊，是践行中共中央办公厅、国务院办公厅《关于推进新时代古籍工作的意见》和全国中医药人才工作会议精神，以实际行动加强中医古籍出版工作，注重古籍资源转化利用，促进中医药传承创新发展的重要举措。

经典之书，常读常新，以文载道，以文化人。中医经典与中华文化血脉相通，是中医的根基和灵魂。“欲穷千里目，更上一层楼”，经典就是学术进步的阶梯。希望广大中医药工作者乃至青年学生，都要增强文化自觉和文化自信，传承经典，用好经典，发扬经典。

有感于斯，是为序。

中国工程院院士　国医大师
天津中医药大学　名誉校长　张伯礼
中国中医科学院　名誉院长

2023 年 3 月于天津静海团泊湖畔

序　二

中医药典籍浩如烟海，自先秦两汉以来的四大经典《黄帝内经》《难经》《神农本草经》《伤寒杂病论》，到隋唐时期的著名医著《诸病源候论》《备急千金要方》，宋代的《经史证类备急本草》《圣济总录》，金元时期四大医家刘完素、张从正、李东垣和朱丹溪的著作《素问玄机原病式》《儒门事亲》《脾胃论》《丹溪心法》等，到明清之际的《本草纲目》《医门法律》等，中医古籍是我国中医药知识赖以保存、记录、交流和传播的根基和载体，是中华民族认识疾病、诊疗疾病的经验总结，是中医药宝库的精华。

中华人民共和国成立以来，在中医药、中西医结合临床和理论研究中所取得的成果，与中医古籍研究有着密不可分的关系。例如中西医结合治疗急腹症，是从《金匮要略》大黄牡丹汤治疗肠痈等文献中得到启示；小夹板固定治疗骨折的思路，也是根据《仙授理伤续断秘方》等医籍治疗骨折强调动静结合的论述所取得的；活血化瘀方药治疗冠心病、脑血管意外和闭塞性脉管炎等疾病的疗效，是借鉴《医林改错》

等古代有关文献而加以提高的；尤其是举世瞩目的抗疟新药青蒿素，是基于《肘后备急方》治疟单方研制而成的。

党的二十大报告提出，深入实施科教兴国战略、人才强国战略。人才是全面建设社会主义现代化国家的重要支撑。培养人才，教育要先行，具体到中医药人才的培养方面，在院校教育和师承教育取得成就的基础上，我还提出了书院教育的模式，得到了国家中医药管理局和各界学者的高度认可。王琦书院拥有 115 位两院院士、国医大师的强大师资阵容，学员有岐黄学者、全国名中医和来自海外的中医药优秀人才代表。希望能够在中医药人才培养模式和路径方面进行探索、创新。

那么，对于个人来讲，我们怎样才能利用好这些古籍，来提升自己的临床水平？我以为应始于约，近于博，博而通，归于约。中医古籍博大精深，绝非只学个别经典即能窥其门径，须长期钻研体悟和实践，精于勤思明辨、临床辨证，善于总结经验教训，才能求得食而化，博而通，通则返约，始能提高疗效。今由人民卫生出版社对《中医临床必读丛书》(105 种)进行重刊，我认为是件非常有意义的事，《重刊》校勘严谨，每本书都配有导读要览，同时均为名家整理，堪称精品，是在继承的基础上进行的创新，这无疑对提高临床疗效、推动中医药事业的继承与发展具有积极的促进作用，因此，我们也会将《重刊》列为书院教学尤其是临床型专家成长的必读书目。

韶光易逝，岁月如流，但是中医人探索求知的欲望是亘古不变的。我相信，《重刊》必将对新时代中医药人才培养和中医学术发展起到很好的推动作用。为此欣慰之至，乐为之序。

中国工程院院士　国医大师　王琦

2023 年 3 月于北京

原 序

中医药学是具有中国特色的生命科学，是科学与人文融合得比较好的学科，在人才培养方面，只要遵循中医药学自身发展的规律，把中医理论知识的深厚积淀与临床经验的活用有机地结合起来，就能培养出优秀的中医临床人才。

百余年西学东渐，再加上当今市场经济价值取向的影响，使得一些中医师诊治疾病常以西药打头阵，中药作陪衬，不论病情是否需要，一概是中药加西药。更有甚者不切脉、不辨证，凡遇炎症均以解毒消炎处理，如此失去了中医理论对诊疗实践的指导，则不可能培养出合格的中医临床人才。对此，中医学界许多有识之士颇感忧虑而痛心疾首。中医中药人才的培养，从国家社会的需求出发，应该在多种模式、多个层面展开。当务之急是创造良好的育人环境。要倡导求真求异、学术民主的学风。国家中医药管理局设立了培育名医的研修项目，第一是参师襄诊，拜名师并制订好读书计划，因人因材施教，务求实效。论其共性，则需重视“悟性”的提高，医理与易理相通，重视易经相关理论的学习；还有文献学、逻辑学、生命科学原理与生物信息学等知识的学习运用。“悟性”主要体现在联系临床，提高思辨能力，破解疑难病例，获取疗效。再者是熟读一本临证案头书，研修项目精选的书目可以任选，作为读经典医籍研修晋级保底的基本功。第二是诊疗环境，我建议城市与乡村、医院与诊所、病房与门诊可以兼顾，总以多临证、多研讨为主。若参师三五位以上，年诊千例以上，必有上乘学问。第三是求真务实，“读经典做临床”关键在“做”字上苦下功夫，敢于置疑而后验证、诠释，进而创新，诠证创新自然寓于继承之中。

中医治学当溯本求源，古为今用，继承是基础，创新是归宿，认真继承中医经典理论与临床诊疗经验，做到中医不能丢，进而才是中医现代化的实施。厚积薄发、厚今薄古为治学常理。所谓勤求古训、融会新知，即是运用科学的临床思维方法，将理论与实践紧密联系，以显著的疗效，诠释、求证前贤的理论，于继承之中求创新发展，从理论层面阐发古人前贤之未备，以推进中医学科的进步。

综观古往今来贤哲名医，均是熟谙经典、勤于临证、发皇古义、创立新说者。通常所言的“学术思想”应是高层次的成就，是锲而不舍长期坚持“读经典做临床”，并且，在取得若干鲜活的诊疗经验基础上，应是学术闪光点凝聚提炼出的精华。笔者以弘扬中医学学科的学术思想为己任，绝不敢言自己有什么学术思想，因为学术思想一定要具备创新思维与创新成果，当然是在以继承为基础上的创新；学术思想必有理论内涵指导临床实践，能提高防治水平；再者，学术思想不应是一病一证一法一方的诊治经验与心得体会。如金元大家刘完素著有《素问病机气宜保命集》，自述“法之与术，悉出《内经》之玄机”，于刻苦钻研运气学说之后，倡“六气皆从火化”，阐发火热症证脉治，创立脏腑六气病机、玄府气液理论。其学术思想至今仍能指导温热、瘟疫的防治。严重急性呼吸综合征(SARS)流行时，运用玄府气液理论分析证候病机，确立治则治法，遣药组方获取疗效，应对突发公共卫生事件，造福群众。毋庸置疑，刘完素是“读经典做临床”的楷模，而学习历史，凡成中医大家名师者基本如此，即使当今名医具有卓越学术思想者，亦无例外。因为经典医籍所提供的科学原理至今仍是维护健康、防治疾病的准则，至今仍葆其青春，因此“读经典做临床”具有重要的现实意义。

值得指出，培养临床中坚骨干人才，造就学科领军人物是当务之急。在需要强化“读经典做临床”的同时，以唯物主义史观学习易理易道易图，与文、史、哲、逻辑学交叉渗透融合，提高“悟性”，指导诊疗工作。面对新世纪，东学西渐是另一股潮流，国外学者研究老聃、孔丘、朱熹、沈括之学，以应对技术高速发展与理论相对滞后的矛盾日趋突出的现状。譬如老聃是中国宇宙论的开拓者，惠施则注重宇宙中一般事物的观察。他解释宇宙为总包一切之“大一”与极微无内之“小一”构成，大而无外小而无内，大一寓有小一，小一中又涵有大一，两者相兼容而为用。如此见解不仅对中医学术研究具有指导作用，对宏观生物学与分子生物学的连接，纳入到系统复杂科学的领域至关重要。近日有学者撰文讨论自我感受的主观症状对医学的贡献和医师参照的意义；有学者从分子水平寻求直接调节整体功能的物质，而突破靶细胞的发病机制；有医生运用助阳化气、通利小便的方药同时改善胃肠症状，治疗幽门螺杆菌引起的胃炎；还有医生使用中成药治疗老年良性前列腺增生，运用非线性方法，优化观察指标，不把增生前列腺的直径作为唯一的“金”指标，用综合量表评价疗效而获得认许，这就是中医的思维，要坚定地走中国人自己的路。

人民卫生出版社为了落实国家中医药管理局设立的培育名医的研修项目，先从研修项目中精选20

种古典医籍予以出版，余下50余种陆续刊行，为我们学习提供了便利条件，只要我们"博学之，审问之，慎思之，明辨之，笃行之"，就会学有所得、学有所长、学有所进、学有所成。治经典之学要落脚临床，实实在在去"做"，切忌坐而论道，应端正学风，尊重参师，教学相长，使自己成为中医界骨干人才。名医不是自封的，需要同行认可，而社会认可更为重要。让我们互相勉励，为中国中医名医战略实施取得实效多做有益的工作。

王永炎

2005年7月5日

总目录

中医临床必读丛书重刊

经效产宝

唐·昝殷 撰
朱定华 整理

人民卫生出版社
·北京·

导　读

《经效产宝》3卷，唐代昝殷撰集，约成书于唐大中六至十一年间(852—857)，系我国第一部中医产科专著。书中罗列41论，266方，详述妊娠安胎养胎、妊娠诸病症治、产难救治，以及产后杂病救急调理之证治方药。续编1卷，收录介绍唐、宋医家周颋、李师圣、郭稽中有关产科诸多疑难杂病之救急、治则与通治方药。全书提纲挈领，条分缕析，论后述方，简明扼要，对中医产科疾病辨证与临床诊疗，具有重要的指导意义，亦可谓中医妇产科医生临床必读参考书之一。

一、《经效产宝》与作者

昝殷，四川成都人，约生活于唐代中后期。精于医，擅长妇、幼科，官至成都医学博士。大中六年(852)，白敏中时任剑南西川节度使，驻守成都。适逢其家中有患产乳病而濒危者，遂遍访名医。昝殷应荐赴治，以自备之378首临证验方，辨证施治，使病者应手而起。白敏中叹其医术精湛，不仅将昝殷之378首验方赐名为《产宝》，并让其留在身边随军治病，使昝殷又获随军节度之官名。

昝殷之《产宝》成书以后，不久则散佚在民间，由于距今相隔年代久远，故后世对其著录亦尚不一致。据史料考证：宋代赵希弁《读书后志》称为2卷，方278道；元代马端临《文献通考》亦称2卷，方378道；又唐人周颋原序称52篇，371道；朝鲜《医方类聚》则云存320余方，40篇。皆因未见其书，故使诸书记载众说不一。直至清光绪三年(1877)，江西婺源张金城从日本购回本书之抄本，并予以刊刻，才以《经效产宝》为书名而展现在世人面前，然其内容有否脱遗，只能存疑待考了。另昝殷还撰有《食医心鉴》一书，惜亦已亡佚。

二、《经效产宝》学术内容与临床应用

唐代以前，有关妇产医学内容，主要散见于自汉代张仲景《金匮要略》以降的医学文献之中，另外在早期的《马王堆医书》及《黄帝内经》中亦有片语记载，然而这些零星载述，对于妇产疾病临床证治与方药组成方面，均未形成系统的论述。因此，《经效产

宝》之问世，弥补了唐以前妇产医学文献之不足，也概括了唐以前中医妇产医学之成就。其主要学术内容有以下几方面：

1. 初步归纳妊娠、难产、产后常见证候与证治方药

能将部分女科病症以证候归类反映于世的，可见于隋代巢元方之《诸病源候论》，然有论无方而不便临床应用。昝殷之《经效产宝》则在撷取前人女科证治经验基础上，结合自己的临证心得，初步把产科医论与方药证治结合在一起，于当时可谓首创。故后人称其为我国第一部产科专著，实乃名副其实。

书中将胎动不安、胎漏下血、妊娠恶阻，与妊娠期间罹患之心腹腰痛、伤寒热病、小便不和、水气身肿、下痢赤白等妊娠杂病以及难产易产、产后诸疾等归纳成疾病证候。并对每一种证候，先述病因病机，次述临床表现，后列治法方药，实有承前启后之举。例如“胎动不安”之病证，有“因母病以动胎，但疗母疾，其胎自安；又缘胎有不坚，故致动以病母，但疗胎则母瘥”，则首次在安胎病证上明确指出了“母病动胎、胎病及母”的不同治疗方法。又如“妊娠伤寒”与“妊娠下痢”，前者为“非即之气，伤折妊妇，热毒之气，侵损胞胎”，后者谓“妊娠下痢，皆因误食生冷、肥腻”所致。但由于临床见症不一，故症后均附入较多简易实用的方药，以备医者辨证择选，这在当时确实方便于医者临证择方而用。

2. 重视血晕辨证救治

血晕（休克）为产科之急症，救治不及常危及生命。血晕有产前、产后之分，其共同的临床表现，为临产或产后突然头晕眼花，神志不清，恶心呕吐，甚至神昏口噤，不省人事者。其病因大多为临产或产后阴血暴亡；或产时痛极，心神失守；或失血过多，心无所养等所致。其急救方法为“烧秤锤、江石令赤，置器中，向产母床前帐里，投醋淬之，得醋气可除血晕”，此法为后世所推崇。同时书中还依据血晕的不同症状表现，列举诸多急救方药以备临症选用，足见昝殷对血晕病证之重视。

3. 突现产科通治方的应用

本书“续编”之“李师圣、郭稽中论”后载有“产后十八论”（亦即十八问答），在该“问答”中，无论难产、血晕、乍见鬼神，还是产后血崩、胞衣不下等诸多病症，其治疗方药，则概用“乌金散”一方。考“乌金散”方之组成为：“干地黄熟水浸，肉桂去皮，蒲黄纸铫炒，各二两，黑豆炒尽烟为炭，秤二两，当归洗，芍药，甘草炙，白姜炮，各一两。右为末，空心，日午夜中，日酒下两钱匕。忌生冷一切毒物。”此方于治疗产后诸症虽无特别之处，然对于通治方在后世临证应用的拓展却开了先河。

三、如何学习应用《经效产宝》

《经效产宝》作为我国第一部产科医学专著，其对后世产科医学发展所做出的贡献是不可磨灭的。然毕竟是首次对唐以前的产科医学史料进行了归纳，何况唐以前对产科病证的治疗方面尚处在起步阶段。所以此书虽不足以以偏概全，但对后世逐一问世的宋代杨子建《十产论》、李师圣《产育宝庆方》以及南宋陈自明之《妇人大全良方》的成书，影响甚大。可以说《经效产宝》对唐代以后中医妇产医学的发展与完善，起到了抛砖引玉的作用。因此，学习应用《经效产宝》，必须要结合《十产论》《产育宝庆方》，尤其要参照《妇人大全良方》把玩研读，因为南宋妇产医学家陈自明已基本将《经效产宝》的学术精髓，吸收到《妇人大全良方》之中，并加以了发挥。正如清代肖壎在《女科经纶》“凡例”中所言：“惟陈良甫，集昝殷备之《产宝》、李师圣之《产论》、杜荍之《宝庆》，又益以二百六十余论，为《良方大全》，斯称女科胜览”。

因此，只要熟读《妇人大全良方》一书，并能将陈氏方药运用自如，就意味着您不仅掌握了《经效产宝》学术经验，也融汇了陈自明妇产医学临床证治特色，到那时，您离中医妇产医学家的称号就不远了。

朱定华

2007 年元月

整理说明

《经效产宝》3卷，续编1卷，唐代昝殷撰集，约成书于唐大中六至十一年(852—857)。昝殷系唐代著名妇产医学家，四川成都人，官至节度随军与成都医学博士，精于妇、幼科。

《经效产宝》成书后，初名为《产宝》或《产宝方》，后即散佚，仅见于医药文献对殷氏医著的零星记载。至清光绪三年，江西婺源张金城从日本购回本书之抄本，并重新刊刻，遂名为《经效产宝》3卷而问世。

《经效产宝》之现存版本，据《全国中医图书联合目录》载录，仅有清光绪三年、七年及十四年刻本，另有1955年人民卫生出版社据光绪十四年重刻本之影印本。

此次整理，乃以中国中医科学院图书馆馆藏善本，即清光绪七年凌德刻本为底本，以光绪十四年重刻本为主校本，具体整理方法如下：

1. 底本原目录不全，今据正文重编目录。

2. 底本因刻误之错字，能辨认者则径改，不出校注。

3. 底本凡有脱文，则据校本补之，并出校说明。

4. 对书中之通假、异体、俗写字，如：消—硝、洋—烊、煖—暖、椀—碗、癎—痫、胶—艽、擣—捣、畜—蓄等，均作径改而不出校注。

5. 原书为竖排繁体，此次整理改为横排简体，故原书中方药之“右几味”“右为末”，径改为“上”。

总之，本书作为我国第一部中医产科专著，其遗存的产科临床治疗文献，对后世中医妇产医学之发展产生的积极影响乃不可低估。

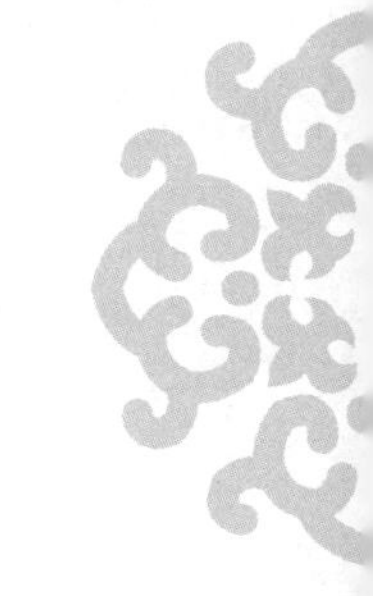

《经效产宝》重刻序[1]

婺源张君金城，近购得日本所刻唐节度随军昝殷撰集《经效产宝》书版，随以印本示余。余读其书，凡上、中、下三卷，后附续编一卷。书中薯蓣作薯药，避唐讳而不避宋讳，复考《新唐书·艺文志》有博士昝商著《心鉴》五卷，或即斯人避殷作商，其为北宋本无疑。日本邦人于医家旧籍考察最精，近如北宋本《千金方》、元大德本《千金翼方》显于沪上，影宋本《外台秘要》购自粤东。今得是书，唐贤撰述，并可宝贵。余家虽习医，苦于收藏无多，兹就所见书诸卷端，至若方药之合宜，在乎明晰者取择焉。

光绪七年春正月归安凌德书于尚素轩

[1] 此标题原无，按文义补入。

目录

经效产宝
卷之上

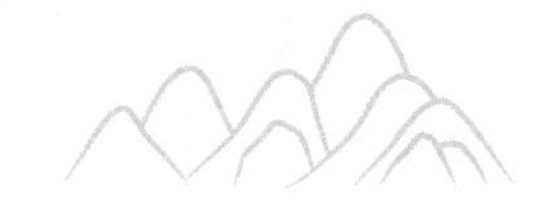

节度随军昝殷撰集
相国白敏中家藏善本

妊娠安胎方论第一凡十一道

疗妊娠三四个月腹痛，时时下血。

续断八分　艾叶六分，炒　当归六分　竹茹四分　干地黄六分　阿胶四分，炙　鸡苏四分

上以水一升，煎取六合，去滓，空心，再服。隔日更服。

治妊娠六七个月，忽胎动下血，肠痛不可忍。

芎䓖八分　桑寄生四分　当归十二分

上以水一升半，煎取八合，下清酒半升，同煎取九合，分作三服。如人行五六里，再温服。

治妊娠下血，时时漏血，血尽子死。

生地黄汁三合　清酒三合

上相和，煎三四沸，空腹，分温温服。

治妊娠心头妨满，两胁胀，不下食。

槟榔三个　人参四分　柴胡五分　枳壳四分　肉豆蔻二分　生姜二分　桑寄生四分

上以水二升，煎取六合，分温三服。

治妊娠身伤寒，头痛壮热，肢节烦痛。

前胡六分　石膏十二分　大青四分　子芩五分　知母四分　山栀四分　葱白七茎　甜竹茹三分

上水二升，煎取八合，食后，分温三服。

治妊娠胎动，腰痛及下血，安胎。

当归四分　芎䓖四分　葱白二七茎　艾叶二分　茅根六分　鹿角胶六分，炙为末

上水二升，煎取八合，空心，热吃三服。

治妊娠损动，安胎。

鲤鱼一斤　粳米一斤

上作臛，食之佳。

治妊娠呕吐不食，兼吐痰水。

生芦根十分　橘皮四分　生姜六分　槟榔二分

上以水二升，煎取七合，空腹热服。

治妊娠胁满腹胀，心胸烦，见饮即吐，渐加羸瘦。

赤茯苓　前胡各四分　小半夏四分，汤洗　生姜三分　白术一分　大腹子五个　麦门冬六分，去心　槟榔五枚　紫苏四分

上水二升，煎取八合，空心，分温三服。

治妊娠常苦烦闷，此是子烦，宜服此方。

茯苓八分　防风六分　知母六分　竹沥三合，温用　生麦冬十二分

上水二升，煎取七合，下竹沥，食后作两服。

治妊娠胎动不安，烦闷。

当归四分　芎䓖三分　阿胶二分，炙，临时入　葱白十四茎　豉八合　桑寄生四分

上水二升，煎取八合，下阿胶，空腹，分两服。

妊娠食诸物忌方论第二凡五道

食鸡肉与糯米共食，令子生白虫。

食鲤鱼及鸡子，令子多疳。

食羊肝，令子多厄。

食鸭子，令子倒生。

食兔肉、犬肉，令子缺唇，无音声。

益气滑胎令易产方论第三凡一道

润胎益气，令子易生，诃子丸。

槟榔八分　芎䓖三分　吴茱萸三分　诃子皮三分，蒸

上为细末，炼蜜为丸，如绿豆大，空心，酒下十九丸、二十丸。自七八个月，服至分解。

妊娠恶阻呕吐不食方论第四凡四道

论曰：夫阻病之候，心中溃溃，头旋眼眩，四肢沉重懈怠，恶闻食气，好吃酸咸果实，多卧少起。三月、四月多呕逆，肢节不得自举者，以此治之。

人参八分　厚朴六分，炙　茯苓十三分　葛根八分　白术十二分　橘皮六分　生姜十一分，切

上水七升，煮二升，分温三服。忌桃、李、醋等物。

治妊娠三、四月呕吐，恶闻食气。

橘皮　青竹茹　生姜　茯苓　白术各二两

上水六升，煎二升，分温三服。忌同前。

治妊娠阻病，心中溃闷，见食呕吐，憎闻食气，肢节烦疼，身体沉重，多卧嗜睡，黄瘦方。

人参　橘皮各八分　茯苓十二分　生姜十二分　甘草十二分　大枣十二枚　生麦门冬子二十分，去心

上水五升，煎取二升，分温三服。忌菘菜、醋等。凡妊娠恶食者，以所思食，任意食之，必愈。

胎动不安方论第五 凡十八道

论曰：安胎有二法，因母病以动胎，但疗母疾，其胎自安。又缘胎有不坚，故致动以病母，但疗胎则母瘥，其理甚效，不可违也。胎不动，不知子死生者，但看唇口，青者儿死母活；口中青沫出者，子母俱死；口舌赤、青沫者，母死子活也。

疗胎数落而不结实，或冷或热。

甘草三两　黄耆　人参　白术　芎䓖　干地黄　吴茱萸各二两

上为末，空腹，酒调二钱。忌菘菜、醋等物。

治胎动不安。

好银煮去水

上着葱白作羹，食之佳。

治胎动下血，心腹绞痛，儿在腹死活未分，服此药，死即下，活即安，极妙。

当归三两　芎䓖六两

上水四升，酒三升，煮取三升，为三服。

治妊娠三二月，及七八月，胎动不安，或腰肚痛，有血下。

芎䓖　当归各四两　艾叶二两　甘草一两　阿胶

二两，炙

上水五升，煮取二升，分温三服。古方无艾叶。

治妊娠抢心，下血不止，腰腹痛不可忍。

上银一斤，水一斗，煎取七升　芎䓖四两　当归四两　阿胶三两　生地黄五两

上以前银水，煮取二升，分三服。

治妊娠无故胎动不安，腹内绞痛。

葱白切，一升　阿胶三两，炙　当归四两　川芎四两　桑寄生

上取银水七升，煮药取二升半，分三服。

治妊娠五六月，胎犹不安，不常处。

白术三两　厚朴二两　旋覆花一两　黄芩二两　茯苓三两　生姜二两　枳壳二两　芍药二两，炙令黄色

上以水七升，煮取二升半，食后，分温五服。

治胎动不安。

熟艾二两　葱白切，一升　阿胶二两，炙

上水四升，煮取一升半，分温二服。

又方　芎䓖二两　葱白切，一升

上水七升，煮取二升半，分温三服。

治妊娠冷热，腹内不调，致胎不安。

当归三两　干姜三两　芎䓖四两　艾叶二两

上水四升，煎取二升，分为四服。

治妊娠经八九个月，或胎动不安，因用力劳乏，心腹痛，面目青冷，汗出，气息欲绝，由劳动惊胎之所致也。

钩藤二两　茯神　人参各二两　当归二两　桔梗三两　寄生一两

上水五升，煎取二升，分为三服。忌猪肉、菘菜。若烦热，加石膏五两，临月加桂心二两。

治妊娠，因夫所动，困绝。

上取竹沥饮一升，立愈。

疗妊娠被惊恼，胎向下不安，小腹痛连腰，下血。

当归　芎劳各八分　阿胶六分，炙　人参六分　艾叶四分　大枣十二枚　茯苓十分

上水四升，煮取二升，分为三服。

治堕胎忽倒地，举动擎促，腹中不安，及子死腹中不出。

芎劳一两

上为末，服寸匕，须臾三服，立出。

治胎动冲心，烦闷欲死，安胎止痛。

甘草炙　当归　芎劳　人参　阿胶各二两　葱白切，一升

上以水七升，煎取二升，分为三服。

疗妊娠忽黄汁下如胶，或如小豆汁。

粳米五升　黄耆五两

上以水七升，煎取二升，分为四服。

治妊娠胎动欲落，肚痛不可忍。

上银一斤　茅根去黑皮，切，二斤

上以水九升，煮银取二升，入清酒一升，同煎茅根，取二升，分为三服。

疗妊娠腹内冷痛，忽胎动。

薤白切，一升　当归四两

上以水五升，煎取二升，作三服。

妊娠漏胞下血方论第六凡六道

疗漏胎下血不止，胞干即死，宜急治之。

生地黄汁一升　酒五合

上同煎三五沸，分三服，频吃，瘥。

治妊娠下血不止，血尽子死。

生干地黄为细末

上酒服方寸匕，日三服，夜一服，即愈。

治妊娠下血不止，及腹内冷者。

生地黄　干姜

上两味等分，同煎服。

治妊娠无故卒下，血出不绝。

阿胶三两，炙

上清酒一升半，煎取一升，顿服。

又方　生地黄八两

上捣碎，以酒浸，绞取滓，分两服，以止为度。

疗妊娠下血如月信来，若胞干则损子伤母。

干地黄五两　干姜五两

上以水六升，煎取二升，下蜜少许，更煎两沸，分二服。

妊娠心腹腰痛方论第七凡十一道

治妊娠二三月，腹痛腰痛。

当归三两　阿胶炙　甘草各二两　葱白切，一升

上水七升，煮取二升，分三服。忌猪肉、菘菜、醋等物。

治妊娠三五月已来，忽心腹绞痛。

大枣十四枚，烧令焦

上取小便调服之。

治妊娠心腹痛，不可忍。

盐一斤，烧令赤

上以两指取一撮，酒调服之。

治妊娠遍身痛，或冲心欲死，不能饮食。

白术五两　黄芩二两　芍药四两，炙令黄

上以水六升，煮取二升半，为三服，缘胎有水致痛，兼易产。

治妊娠卒心痛，气欲绝。

芎䓖　当归　茯苓各三两　厚朴三两，炙

上水六升，煎取二升，分为两服。忌食如前。

治妊娠腰背痛，反复不得。

鹿角一枚，长五六寸，烧令赤，酒中淬之，冷又烧之，更淬，以角碎为度。

上取酒饮之，作散服，鹿角亦得。

疗妊娠先患冷气，忽冲心腹，痛如刀刺。

芎䓖　人参　茯苓　吴茱萸　桔梗　当归各三两　厚朴炙　芍药炙，各二两

上水九升，煎取三升，分三服，气下即瘥。

治妊娠患腹痛，并胎动不安。

葱白切，一升　人参　厚朴炙　阿胶炙　芎䓖各二两　当归三两

上水七升，煎取三升，分作三服。

治妊娠疼痛，不可忍，或连胯痛，先服此散。

杜仲四两　五加皮　阿胶炙　狗脊　防风　川芎　细辛　芍药各三两　萆薢三两　杏仁八十枚，去尖

上水九升，煮取二升，去滓，下胶，作三服。

治妊娠三两月，腰痛不可忍者。先服前散，后服此丸。

续断　杜仲各十分　芎䓖三两　独活三两　狗脊　五加皮　萆薢　芍药　薯药　诃子以上各八两

上为末，蜜和为丸，梧桐子大，空心，酒下四十九丸，日再服。

治触动胎，以致腰痛背痛。

杜仲　五加皮　当归　芍药炙　芎䓖　人参　萆薢各三两

上以水七升，煎取二升半，分温三服。

妊娠伤寒热病防损胎方论第八凡五道

论曰：非即之气，伤折妊妇；热毒之气，侵损胞胎。遂有堕胎漏血，俱害子母之命。

治妊娠伤寒，骨节疼痛，壮热，不急治，则胎落。

葱白切，一升　前胡　葛根　石膏各十分　青黛六分　升麻八分　栀子十二分

上以水七升，煮取两升半，分三服。

治妊娠头痛壮热，呕吐，不下食，心烦热。

青竹茹　葛根　知母各三两　芦根一升　生麦门

冬四两，去心

上水七升，煎取三升，分三服。

治妊娠时气头痛，腰背强，壮热。

升麻　黛青　前胡　黄芩　山栀各二两　葛根三两　石膏八分

上水五升，煎取三升半，分为三服。

治妊娠六七月，伤寒热入腹，大小便秘结不痛，蒸热。

前胡十分　大黄　石膏各二十分　栀子仁十枚　知母　黄芩　茯苓　生姜各八分

上水八升，煎取二升半，后下大黄，更煎三五沸，分作三服。

治妊娠伤寒，苦热不止，身上斑出，忽赤忽黑，小便如赤血，气欲绝，胎欲落。

栀子仁　升麻各四两　黛青二两　石膏八两，碎　葱白切，一升　生地黄二十分　黄芩三两

上水九升，煎取三升，作三服。忌热物。

妊娠患淋小便不和方论第九凡二道

治妊娠患淋，小便涩不利，小腹水道热痛。

冬葵子一升　芍药二两，炙　黄芩　茯苓　车前子各三两

上以水七升，煎取两升，分温三服。

妊娠下痢黄水赤白方论第十凡七道

论曰：妊娠下痢，皆因误食生冷、肥腻，冷即色白，热即黄赤，气不和，赤白相兼，搅刺疼痛，脾胃不调之所致也。

治妊娠患痢脓血，状如鱼髓，小腹绞痛难忍。

薤白切，一升　地榆　醋榴皮　黄连各三两　阿胶二两，炙

上水七升，煎取两升半，分三服。忌生冷、肥腻。

治妊娠痢白脓，腹内冷。

干姜四两　赤白脂六两　粳米一升，炒令黄色

上水七升，煎取两升，分三服。忌如前。

疗妊娠腹痛，下痢不止。

黄连　石榴皮　当归各三两　阿胶二两，炙　艾一两半

上水六升，煎至二升，分为三服。忌如前。

疗妊娠下痢，腹内痛，脓血不止。

黄连八分　厚朴炙　阿胶炙　当归各六分　艾叶　黄蘖各四分　干姜五分

上为末，空心，米饮调下一匙，日进三服。

疗妊娠膝下刺痛，大便白，昼夜三五十行。

根黄厚者涂蜜，炙令焦　大蒜炮令烂熟

上大蒜去皮，研如膏，和根黄末为圆，如梧桐子大，空心，粥饮三十圆，日进三服妙。

疗妊娠痢黄水不绝。

厚朴三两，炙　黄连二两　豆蔻五枚，连皮

上水二升，煮取一升，频服。忌如前。

治妊娠忽被惊，奔走堕胎，下血不止兼痛。

干地黄四两　当归　艾叶各二两　阿胶炙　芎各三两

上水七升，煮取二升半，分作三服。痛加杜仲、五加皮各三两。

治妊娠水气身肿腹胀方论第十一凡四道

论曰：脏气本弱，因产重虚，土不克水，血散入四肢，遂致腹胀，手足面目皆浮肿，小便秘涩。

治妊娠身肿有水气，心腹胀满，小便少。

茯苓四两　杏仁去尖　槟榔仁三两　旋覆花　郁李仁各一两

上水六升，煮取二升，分温温服，小便通即差。

治妊娠四肢皮肉拘急及肿。

桑白皮切，二升　樟桂根一两　赤小豆二升

上水一斗二升，煮二味取七升，下小豆煮令熟，先食豆，候汤即饮其汁，小便利即差。

治妊娠遍身洪肿方。

葶苈子十分　白术二十分　茯苓二两　桑白皮二两　郁李仁八分

上水六升，煎取二升　作两服，小便利即差。

又方　泽泻三两　葶苈子三两　白术六两　枳壳炙　茯苓各六两

上制度，服食如前。

妊娠《千金》易产方论第十二凡六道

论曰：夫妇人特将产，至重者胞衣也。凡胞衣不出者，世谓之息胞，由产时用力过度，已产而体已瘦顿，不能更用气，经停之间，而外冷气乘之，则血涩逆否，故令胞衣不出，则不得断脐浴沐，冷气伤儿则成病也。

旧方：胞衣不损儿者，依法截脐，而以物系其带一头，所有产时看生人，不用意谨护而率挽胞系，断其胞，上掩心而夭命也。凡欲产时，必先脱常所着衣裳，以笼灶神，验。

灶下土一大寸，研碎

上用好醋，调令相和，内于脐中，续取生甘草汤三、四合服。

又方　槐子四十枚　蒲黄一合

上酒煎温服，须臾未效，更进一服。

又方　生地黄汁五合　生姜汁半大合

上煎三四沸，顿服之。

又方　槐子槐枝切，一升最好　瞿麦八分　牛膝八分　通草十二分　白榆切，一大升　冬麻仁一大升，研

上水五升，煎二大升，去滓，下麻仁，分三服。

《小品》**颜服散**，令易产。母疾病，未生一月以前预服，过三十日，行步不觉儿生。

甘草八分　粳米一合　大豆黄炒　黄芩　干姜　桂心　吴茱萸　冬麻仁研如泥，各二分

上为末，空腹暖酒服方寸匕。忌生冷、肥腻。

又　易产方。

飞生鸟一只，烧　槐子十四枚　故箭羽十四片，烧

上为末，蜜为丸，梧子大，觉痛，服三十丸，未产，须臾再服之。

治产难诸疾方论第十三凡十二道

易产方

榆白皮十四分　通草十二分　葵子三合　滑石　瞿麦各八分

上水二升，煎取八合，分温三服。

又方　羚羊角一枚，烧刮取末

上以酒调方寸匕服。

又方　滑石八分　葵子一合　榆皮十二分　牛膝六分

上水一升八合，煎取六合，再服。

又方　含醋噀面，闷即噀之。

又方　吞槐子七枚，即下。

又方　吞鸡子白两枚，即产。

又方　两手各把一石燕，立产。

又方　兔皮和毛烧灰，研

上以酒调两钱匕，即产。衣不下，服之即下。

又方　大麻根三茎

上水一升，煎取半升，顿服立产，衣不下，服之即下。

又方　弓弩弦烧灰

上为末，酒调方寸匕，服之立下。

又方　铜弩牙

上烧赤，投于醋三合内良久，顿服立产。

又方　麝香一钱

上研，水调服之，立产。

难产死生方论第十四凡八道

疗胎死腹中不出，母气欲绝。

水银二两

上顿吞之，儿立出。

治产横倒不出。

上令夫唾口中二、七遍，立出。

疗产经数日不出，或子死腹。

瞿麦六两　通草三两　桂心三两　榆白皮切，一升

上水九升，煎取三升，分三服。

又方　瞿麦

上水煮取浓汁，服之佳。

疗子死腹中不出。

伏龙肝为末三钱

上酒调服之。土当儿头顶上戴出妙。

又方　朱砂一两

上水煎数沸，然后取酒和服之。

又方　水银二两

上水煮二、三十沸，服之立产。

滑胎易产。

白蜜　苦酒　猪脂各一升

上相和，煎三四沸，临腹痛时，以热酒调下三四钱匕，不过五六服，即出。

难产令易产方论第十五凡七道

论曰：夫难产者，内宜用药，外宜用法，盖多门救疗，以取其安也。

疗产难坐草数日，困乏不能生，此为母先有病，经络俱闭所然。

赤小豆二升　胶三升

上水九升，煎令熟，去豆内胶，烊令清服之。须臾更一服。

又方　上令夫从外含水，吐着产妇口中即出。

疗难产，疑胎在腹中已死。

当归四分　芎䓖六分

上水六升，煎取二升，分作两服便安，胎死即出。酒煎亦得，神验。

治产难困乏，腹痛有所见，儿及衣不出。

蒺藜子四两　贝母四两

上为末，每服一匙，酒调服之。时再服，以出为度，熟水调下得。

治难产。

箭一支，烧为灰

上以水调，服之。

又方　鳖甲烧为末

上服方寸匕，立出，未生更服。

治疗落胎腹痛。

芍药　当归　牛膝　瞿麦各五分　桂心　芎䓖各四分

上以水一升七合，煎取八合，空心温服。

胎死胞衣不出方论第十六凡十八道

疗妊娠经五六月，胎死腹中，或胞衣不出。

生地黄五两　牛膝　朴硝各八分　杜[1]心　芎䓖　大黄各六分　蒲黄五分

上水二升，煎取八合，入蒲黄，空心作二服。

疗子死腹中不出。

雄鸡粪二十一枚

上水二升，煎取五合，以米作粥食，胎即出。

治妊娠经六七月，子死腹中不出。

黑豆三合

上醋一升，煎取八合，空心，分温三服。

治子死腹中，母闷绝。

水银十二分

上取井底土如鸡子黄，水研服之。

又方　赤小豆

上生吞七枚出；若是女，即二七枚出。

《经效》理胎衣不出，令烂。

牛膝　瞿麦各四两　滑石研，八分　当归二两　通草六两　葵子一升

上水五升，煎取二升，分三服，温服。

又方　灶突土三撮

[1] 杜：光绪七年、十四年刻本均作“杜”，按方义疑“桂”字之误。

上和暖水服之。

崔氏治胎胞不出。

大豆一升

上苦酒五升，煮取三升，分为三服。

又方　上吞鸡子两三只，解发刺喉中令呕。若因热，以水煮蝼蛄一枚，三四沸，泻口中，汁下即出。

又方　大麦　小麦　小豆

上等分相和，煮取浓汁饮之，出。

又方　赤朱一两

上研为粉，以苦酒和服之，即出。

又方　皂荚

上为末，着鼻中一两度，自出。

疗胞衣久不出，腹满即杀人，服此方即烂。

桂心　牛膝　通草各三两　滑石二两　葵子一升　瞿麦四两

上水九升，煎取三升，分三服，甚效。

又方　瞿麦四两　桂三两　通草三两　牛膝五两　葵子一升

上水三升，煎取一升半，分为三服。

又方　真珠一两

上研细，苦酒调服之。

又方　洗儿水

上取半碗，服之即出。

治胞衣不出。

牛膝八两　葵子二升

上水七升，煮取三升，分三服。

治衣半水半不出，或子死腹中，着脊不下，数日不产，血气上冲。

牛膝六两　葵子一升　榆白皮四两　地黄汁八合

上水九升，煎取三升，分三服，即出。

经效产宝
卷之中

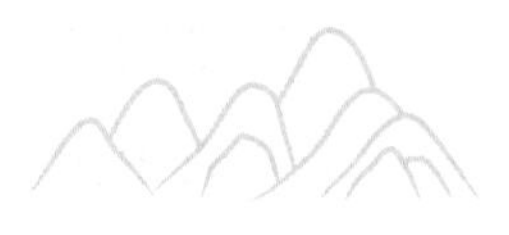

节度随军昝殷撰集
相国白敏中家藏善本

产后心惊中风方论第十七 凡七道

论曰：产后心闷气绝，眼张口噤，通身强直，腰背反偃，状如痫疾，心忪惊悸，言语错乱，皆是宿有风毒，因产心气虚弱，风因产发，成风痓。

防风　当归　茯苓　汉防己　麻黄去节，各八分　秦艽　人参　芎䓖　独活　白鲜皮　甘草炙　白薇各六分　石膏十二分　竹沥二升

上水七升，先煮麻黄，掠去沫，下诸药，入竹沥，煎取二升半，去滓，三服。忌菘菜、猪肉、生冷。

疗产后狂语，志意不定，精神昏乱，心气虚，风邪所致。

茯苓　干地黄各十二分　远志十分　白薇　龙齿各十分　甘草炙　人参　防风　独活各八分

上以银一大斤，水一斗五升，煎取七升，下诸药，

煎取三升，分温三服。忌如前。

疗产后心虚，忪悸不定，乱语谬误，精神恍惚不主，当由心虚所致。

人参　甘草炙　芍药　当归　生姜各八分　远志　茯苓各八分　桂心六分　门冬去心　大枣各十二分

上水八升，煎取三升，去滓，分温三服。

疗产后心气虚损，卒惊强语，或歌哭嗔笑，性气不定。

上银一斤　桂心　甘草各六分　远志　茯神各八分　生地黄二十分　龙骨一分　大枣一枚

上水八升，煮银取一升半，入诸药煎，分三服，温温进。

疗产后多虚弱羸瘦，苦大汗痢，皆至于死，此重虚故。若患中风，谬语昏闷，不知人者。

人参　茯苓　羌活　桂心　大枣各十分　远志十分　竹沥一升半

上水六升，煮取三升，下竹沥，更煎取二升，煎为三服。

疗产后身忽痓，口噤面青，手脚强急。

上竹沥二升，饮之最佳。

疗产后恶寒壮热，一夜三五度，发恶语，口中疮生，时时干呕，困乏欲绝。

人参　独活　白鲜皮　葛根　防风　青竹茹　远志各六分　茯神八分　白敛十分　玄参十二分　竹沥二升半

上银一斤，水一斗五升，煎取七升，下诸药重煎，取三升，分温三服。忌鱼、酒、面等物。

产后余血奔心烦闷方论第十八凡十五道

论曰：余血奔心，盖是分解了不便，与童子小便并擀心下，及卧太疾，兼食不相宜之物所致。但能依方疗之，无不可痊。

疗产后心中虚热烦闷，气欲绝。

大枣十二分　茯苓十二分　生姜八分　甘草五分　竹沥一升　人参六分，发逆方用　粳米若食小加三合　生麦门冬二十分

上水六升，煎取三升，方入竹沥，更煎取二分，分温三服。

疗产后余血不尽，奔冲心，烦闷腹痛。

生地黄　芎䓖各三两　枳壳炙　芍药各三两

上擣筛为末，酒服方寸匕，日进二服。

又方　生藕研汁

上饮二升,甚效。

又方　清酒一升　生地黄汁一升

上相和,煎一沸,分为两服。

疗产后腹内块痛不止。

芎䓖　当归　芍药　干姜各二两

上捣,罗为末,酒调方寸匕,日三服。

疗产后下血不尽,腹内坚痛不可忍。

当归　芍药　桂心各三两　桃仁一百二十枚

上水六升,煮取二升,分温二服。如未瘥,加大黄三两。

疗产后血结下不尽,腹绞痛不止。

大黄别浸　当归　干地黄各十分　芎䓖　芍药　桂心各八分　甘草炙　黄芩各六分　桃仁四十九枚

上水七升,煮取二升半,下大黄更煎三沸,分为三服。

疗先患冷气,因产,后发腹痛。

芎䓖　桂心　当归　茱萸　茯苓　芍药　甘草各六分　桃仁十分去尖

上水七升,煮取二升,分三服。

治产后心腹切痛,不能食,乏气忽热。

当归　芎䓖　黄芩　人参　甘草　芍药　防风　生姜各三分　桃仁八十枚

上水七升，煮取二升，下大黄更煎三沸，分作三服。

疗产后血不尽，腹中除痛无计。

青木香　当归　牛膝　芎䓖　黄耆　芍药各八分　大黄十三分，浸　芒硝十二分

上水七升，煎取二升，后下大黄，更煎三沸，分三服。

疗产后血下不止，虚羸迨死。

蒲黄二两

上水二升，煎取八合，顿服。

疗产后血泄不止，无禁度。

干黄末

上酒服匙头，日三四服。

疗产后余血攻心，或下血不止，心闷面青，冷气欲绝。

羊血

上以一盏顿服，如不定更服，立效。

疗气痛欲死。

槐鸡半两

上为末，用酒浓煎，顿服立愈。

疗产后余血作疹痛兼块者。

桂心　姜黄

上等分为末，酒服方寸匕，血下尽妙。

产后渴不止方论第十九凡二道

疗产后渴不止，饮水，小便数多。

土瓜根　栝蒌根　人参　甘草　牡蛎粉各二两　大枣十二枚

上水九升，煮取三升，分温三服。

疗产后大渴不止。

芦根切，一升　栝蒌三两　人参　甘草　茯苓各三两　大枣十二枚　生麦门冬四两

上水九升，煮取三升，分为三服，顿服四剂即瘥。忌菘菜。

产后淋病诸方论第二十凡六道

论曰：产后患淋，因虚损后有热气客于胞中，内虚则起，数热则小便涩痛，故谓之淋。又有因产损血气，血气虚则挟热，热搏于血，血即流渗于胞中，故血随小便出，为血淋者，如雨之淋也。

疗产后淋病，小便涩痛，或血淋者。

瞿麦　黄芩　冬葵子各二两　通草三两　大枣

十二枚

上水七升，煮取二升半，分作两服。

疗产后血淋。

车前子　瞿麦各四两　黄芩三两　郁金一两，末

上水六升，煮取二升，下郁金末，分三服。

《广济》疗产后卒患淋，小便躁痛，及血淋。

冬葵子三合　石韦二两，炙去毛　通草　黄芩　滑石　茯苓各三两

上水二升，煎取一升，下滑石，空心服。

《集验》疗产后患淋，小便痛。

石韦炙去毛　黄芩各二两　通草　芍药　甘草　冬葵子各三两　榆白皮五合

上水二升，煎取一升，空心，温温服。

《经效》疗产后气淋、热淋。

贝齿两枚，烧作末　葵子二两　石膏五两　阳石末，三两

上水二升，煎取一升，下两般末，空心服。

疗产后淋，小便痛及血淋。

黄茅五两　瞿麦二两　车前子二两　通草三两　冬葵子二合　鲤鱼齿一百枚，为末

上水二升，煎取一升，入齿末，空心，分两服。

产后虚羸下痢方论第二十一凡三道

论曰：产后本虚，患痢更加羸弱，饮食不进，便痢无常，赤白不定，盖因饮食伤于生冷之所致。

疗产后虚羸，下痢脓血，腹痛。

黄连　芍药　甘草　当归　干姜　人参各八两　艾叶三分

上水，煮取二升，分为三服。忌猪、鹿肉。

疗产后痢不禁止，困乏气欲绝，无问赤白水谷。

黄连　厚朴各三两　芍药　黄蘖各二两

上水六升，煮取二升，分为二服。

疗产后痢赤白，心腹绞痛羸困。

地榆　石榴皮　黄连各三两　当归二两　薤白切，一升

上水七升，煮取二升半，分为三服。

产后腰痛羸瘦补益玉门不闭方论第廿二凡七道

疗产后少气，困乏虚烦。

人参十二分　甘草　桂心　茯苓　芍药各八分

生地黄　生麦门冬各十二分

上水九升，煮取三升，分温三服。

疗产后喘乏气羸，腹内绞痛，自汗出。

黄耆　人参　茯苓　甘草　当归　芎䓖　五味子　白术各八分　泽兰叶　橘皮各六分　诃子　麦门冬各十二分　桂心　干地黄各十二分

上捣，罗为散，炼蜜和丸，如梧桐子大，空心酒下三十丸。日再服。

疗产后风虚，羸弱劳瘦，不生肌肉。

黄耆　当归　芍药　人参各二两　桂心　甘草炙　芎䓖　生姜各八分　大枣十二枚

上水七升，煮取三升，分温三服。

疗产后虚劳，骨节疼痛，头汗不出。

当归　人参　生姜各二分　黄耆三两　豉五合　粳米三合　猪肾一对，切　薤白切，三合

上水一斗五升，先煮猪肾取六升，后下诸药，煎至二升，分为三服。

又方　猪肾一对

上入葱豉作臛，如常食之。

疗产后大虚，心腹急痛，血气上抢，心气息乏，补益方。

黄耆　白术　当归　甘草炙　人参各二两　生姜

四两　白羊肉

上水一斗九升，煮肉取五升，后下诸药，更煎取三升，为三服。

疗产后阴肿，下脱肉出，玉门闭。

石灰一斤，炒令色黄

上水二升，投灰中，停冷澄清，重烧，以浸玉门，斯须平复如故。

产后中风方论第二十三凡十五道

论曰：产后中风，由产伤动血气，劳损脏腹[1]，未平复起早劳动，气虚而风邪气乘之，故中风。风邪冷气客于皮肤经络，但疼痹羸乏，不任少气。若又筋脉挟寒，则挛急㖞僻，挟温则纵缓弱，若入诸脏，恍惚惊悸，随其所伤腑脏经络而生病。

疗产后中风口噤，不任小大，独活汤。

独活四分　干姜六分　甘草二分　生姜六分

上水二大升，煎取一大升，分为二服。

《小品》**大豆汤**　主产后中风困笃，或背强口噤，

[1] 腹：按文义，应作“腑”。

或但烦躁，或头身饵重，或身痒，剧者呕吐直视，此皆虚冷中风，宜饵此。

大豆三升，炒令极热

上以铜器，盛清酒五升沃之，密封良久，去豆，分为三服。服了覆衣取微汗，身才润即愈。产后皆宜服，一则防风，二乃消血。

张仲文疗产后中风，寒授遍身，冷直口噤，不识人等方。

白术四两

上酒三升，煎取一升，顿服之，效。

《千金》**鸡粪酒**　疗产后中风及男子诸中风，并产后百疾神效方。

乌鸡粪三升　大豆二升

上先炒豆令声绝，次炒鸡粪令黄，以酒一升，先淋鸡粪，取汁淋大豆，每服一升。重者凡四、五日，服之极妙。

《经效》疗产后风虚头痛，语言时僻。

干葛　防风　茯苓　麦门冬各八分　芍药　黄芩各六分　犀角四分　甘草三两，炙

上水二升，煎取七合，分为二服。

疗产后中风，心忪悸，或志意不定恍惚，言语错乱方。

人参六分　茯神　麦门冬　羚羊角各八分　黄芩　白鲜皮　甘草各四两　石膏十二分　淡竹沥两大合

上水四升，煎取二升，分温三合。

疗产后中风，四肢拘束，筋节掣痛，不得转侧，如角弓张。

麻黄八分，去节　生姜　桂心　白术各四分　防风　芍药各六分　芎䓖五分　甜竹沥二合

上水三升，先煎麻黄，掠去沫，下诸药，煎取七合，方下竹沥，更煎三沸，食后分三服，取微汗为度。

疗产后中风，血气不散，邪气入脏，狂言妄语，精神错乱，腰痛骨疼。

麻黄　茯神各八分　防风　白鲜皮各六分　杏仁　当归　桂各四分　芍药　独活各五分

上水二升五合，煎取九合，空腹热服。

疗产后中风，身体疼痛，四肢萎弱不遂，羌活汤。

羌活　芍药　黄耆各六分　甘葛　麻黄　干地黄各八分　甘草　桂心各四分

上水二升，先煎麻黄，去沫后下诸药，取八合，食后热服，覆衣出汗，愈。

疗产后中风，烦渴。

红花子五合，微热研碎

上水一升，煎一匙头，取七合，徐徐呷之。

疗产后中风口噤，四肢顽痹不仁，或如角弓反张。

羌活　防风各三两　大豆一升，炒令皮拆

上酒五升，先浸两味经宿，将炒豆热投酒中搅匀，密封一日，以汤煮瓶良久，服八合，覆衣取汗急速，且以豆淋服羌活、防风亦佳。

疗产后中风，腰背强直，时时反张，名风痓。

防风　葛根　芎䓖　干地黄各八分　麻黄去节　甘草　桂心　独活　汉防己各六两　杏仁五枚，去尖

上水八升，煮麻黄去沫，后下诸药，煎取三升，分温三服。

疗产后中风口噤，愦闷不能言，身体痉直。

羌活　防风　秦艽　桂心　甘草　葛根各三分　生姜八分　附子一只，炮　杏仁八十枚，去尖　麻黄十分，去节

上水九升，先煮麻黄，去沫后下诸药，取两升，分为三服。

疗产后中风口噤，拘急困笃，腰背强直，时反折。

大豆二升，炒令声绝

上清酒六升投之，煮三、四沸，去滓饮之，令微醉，如汗出瘥，切勿触风。如已成风者，加鸡粪白和豆炒，同吃，兼饮竹沥佳。

产后余血上抢心痛方论第二十四凡六道

论曰：夫产后血上抢心，由产后气虚挟宿冷，冷搏于血则凝结不消，气逆上者，则血随上冲击而心痛也。凡产后余血不尽，得冷则结，与气相搏则痛困，重遏于寒，血结尤甚。

干地黄　当归　独活　吴茱萸　芍药　干姜　甘草各三两　细辛一两

上水三升，煎取一升，空心分三服。忌生冷。

《经效》疗产后气虚，冷搏于血，血气结滞，上冲心满胀，**当归汤**。

当归　桂心　芎䓖　橘皮　生姜　吴茱萸各二两　芍药三两

上水三升，煮取一升，空心服。

《千金》治产后内虚，寒气入腹，腹中绞痛，赤白痢，妄经见鬼，**羊肉汤**。

甘草炙　当归　芍药各一两　肥羊肉一斤，去脂

上水六升，先煮肉取二升，去肉入诸药，更煎取一升，分作两服。

《千金翼》**茱萸酒**　疗心腹内外痛。

吴茱萸十二分

上酒二大升，煎取一升，空心，分两服。

《必效》疗腹中绞刺痛方。

羌活二大两

上酒二升，煎取一升，去滓，分为二服。

《千金》治产后渴少气。

麦门冬　淡竹叶各十二分　大枣七枚　生姜　甘草　人参各六分　小麦五合

上水二升半，煎取一大升，去滓，分两服。

产后汗不止方论第二十五凡五道

论曰：产后汗不止，夫汗由阴虚而得气，加之中虚表实，阳气发于外，故汗出为阴虚。是令汗出，为阴气虚弱，未平复也。凡产后皆血气虚，故多汗困，遇风邪则变为疾也。

《千金》治产后风虚，汗出不止，小便难，四肢微急，难以屈伸。

大枣十二枚　附子　桂心各四两　芍药八分　生姜六分

上水三升，煎取七合，空腹，分为二服。忌猪肉、冷水、生葱等物。

《经效》疗产后汗不止。

黄耆十二分　白术　牡蛎　茯苓　防风　干地黄　麦门冬各八分　大枣七枚

上水二升，煎取七合，空心，分为两服。

《千金》治产后余疾，腹中绞痛，不下食瘦乏。

当归　黄耆　芍药各六分　干地黄　白术各八分　桂心　甘草各四分　大枣十四枚

上水二升，煎取八合，空心，作两大服。忌生葱。

产后冷热痢方论第二十六凡二道

疗产后鞣血不止，**续命汤**。

白蜜一匙头　生姜一片

上同煎，候蜜色赤，投童子小便一升，去姜，更煎两沸，分为三服，顿服之。

《广济》治产后腹痛，气胀胁下闷，不下食，兼微痢。

茯苓　人参　当归　甘草各六分　生姜　陈橘皮各四分　厚朴八分，炙

上水二升，煎取七合，空心，分为二服。忌如前。

产后虚羸方论第二十七凡三道

论曰：产后虚羸者，因产损伤腑脏，劳侵气血，轻者将养满日即瘥；重者日月虽满，气血犹不调和，故患虚羸也。

《广济》治产后风虚冷气，腹肚不调，补益悦泽。

泽兰　桂心　远志　厚朴炙　石斛　白芷　续断　防风　干姜各三分　芎　白术　柏子仁　黄耆各四分　甘草　当归各五分　赤石脂　干地黄各六分　人参三分

上捣，罗为末，炼蜜为丸，如梧桐子大，空心酒下五十丸。忌如前。

桃仁煎　疗产后百病及诸气，补益悦泽。

桃仁一千二百枚，去皮尖，炒熟研如膏

上酒一斗五升，研滤三四遍，如作麦粥法，以极细为佳，内长颈小瓶中，蜜封头，内汤中煮一日一夜，使瓶口常出汤上，勿令没，熟后以酒服一合，日再服。

《千金》**增减泽兰丸**　疗产后百病，治血补虚劳。

泽兰　防风　甘草　当归　芎䓖各七分　干姜　麦门冬各八分　附子　白术　白芷　桂心　细辛各四分　柏子仁　干地黄　石斛各六分　人参　牛膝各五

分　厚朴　藁本各二分

上为末，蜜丸梧桐子大，空心，酒下二十丸。忌如前。

产后烦渴方论第二十八凡二道

论曰：产后烦渴，夫产水血俱下，脏腑燥，津液不足，宿挟虚热者燥甚，故渴也。

《经效》理产后血气，心烦渴。

紫葛三大两

上水二升，煎取一升，去滓，呷之效。

《集验》疗产后心烦渴。

栝蒌根　人参　甘草炙，各六分　麦门冬二分　大枣七枚　生地黄十二分

上水二大升，煎取八合，食后，分为两服。

产后烦闷虚热方论第二十九凡六道

论曰：产后烦闷虚热，夫产即脏腑劳伤，血气伤而风邪乘之，搏于血，使气不宣而否涩则生热，或肢节烦

疼口干。但因生热，其烦闷由产后血气虚弱未复，而气逆乘之，故烦闷也。其气故令胁满，妨不下食。

生地黄汁一升　当归一两半　清酒五升　生姜汁三合　童子小便二升

上相和，合煎三四沸，分温四服。中间药消进食，食消更进药。

《经效》理血气烦闷，胁肋胀满及痛。

芍药　蒲黄　延胡索各四分　当归六分　荷叶蒂三枚，炙

上水二升，煎七合，后入蒲黄，空心服，两服。

又方　生藕

上取汁，煎两沸饮，两服效。

《集验》疗产后血气烦闷。

酒二合　生地黄汁一升

上相和，煎一二沸，分为两服，立效。

《千金》疗产后血气喘心，烦闷不解。

淡竹叶　麦门冬　小麦　茯苓各二分　甘草　生姜各一两　大枣七枚

心悸加人参二两，食少加粳米二合。

上水二升，煎取七合，食后，分为两服。

疗产后血下不尽，烦闷腹痛。

羚羊角炭火上烧作胶，二两　古方烧作灰　芍药二

两，炒黄　枳壳二两，炒令焦黄色

上捣，罗为散，水调方寸匕，服之。

产后血瘕方论第三十凡四道

论曰：产后血断，由新产之后，有血气相搏，谓之瘕痛者，蓄也。谓其痛浮瘕无定，缘内宿有冷血气不治，至产血下即少，故成此疾。

童子小便三升　生藕汁一大升　地黄汁一升　生姜汁三升

上先煎三味合，三分减二，次下姜汁，慢火煎如稀饧，每取一合，暖酒调服。

疗血瘕痛，脐下胀，不下食。

当归八分　桂心　芍药　蒲黄　骣竭各六分　延胡索四分

上为散，空心，温酒调下两钱匕。

《千金》疗血瘕。

干地黄一两　乌贼鱼骨二两

上为散，空腹，温酒下两钱匕。

又方　铁秤锤烧赤

上以酒一升淬之，分为两服。

产后余疾痢脓血方论第三十一凡八道

论曰：产后余病，由产劳伤，脏腑不足，日月未满，起早劳动，虚损不补，为所伤冷，气力瘦乏。若风冷入于胃，胃伤虚冷生血冷，即变白脓，脓血相杂，冷热不调，为滞痢也。

深师方　黄连六两　乌梅三两　干姜二两

上为末，炼蜜为丸，如梧桐子大，空心，米饮下三十丸。忌如前。

《广济》疗产后赤白痢，脐腹绞痛。

当归　黄连各八两　艾叶　地榆　甘草炙　龙骨　厚朴　黄芩　干姜各六两

上水二大升，煎取七合，空心，分两服。

《经效》疗产后赤白痢，脐下气痛。

厚朴八分　当归　枳壳　诃子各六分　甘草五分　肉豆蔻五枚　薤切，三合

上水一升，煎取九合，空心，分为三服。

张文仲疗产后赤白痢，腹中绞痛。

黄连　阿胶炙　蒲黄各一两　栀子仁　当归　黄芩

上为散，空腹，米饮下方寸匕，日两服。

《救急》疗产后赤白痢，腹中绞痛。

芍药　阿胶　艾叶各三两　干地黄　甘草　当归各三两

上水二升，煎取八合，空心，分两服。

《必效》疗产后赤白痢，腹中绞痛，不下食。

当归　石榴皮　地榆各二两　白蘘荷　黄连各十二两　黄蘗一分　犀角四两　黄芩　枳壳　甘草　升麻各六分　茜根八分　粳米二合　薤白切，一升

上为末，蜜丸如梧桐子大，空心，米饮下二十丸。

疗产后血痢，小便不通，脐腹痛。

生马齿菜

上捣，取汁三大合，煎一沸，下蜜一合调，顿服。

《千金》疗产后水痢霍乱，下痢无度。

白石脂　干姜各十二分

上为散，面糊为丸，梧桐子大，空心，米饮下三十丸。

产后小便赤方论第三十二凡二道

论曰：产后小便数，此由胞内宿有冷，因产后冷，发动冷气入腹，虚弱不能制，其小便即数。有遗尿者，

由产用气，伤于膀胱，而冷气入于胞，胞囊决漏，不禁小便，故令遗失，多因产难之所致。

《广济》疗产后小便不禁。

鸡屎烧作灰

上研细，空腹，酒服方寸匕。

《千金翼》疗产后小便数及遗尿。

桑螵蛸三十枚，炒　鹿茸炙　黄耆各三两　赤石脂　厚朴炙　牡蛎各二两

上捣，罗为末，空心，米饮调下方寸匕。忌冷茶、毒等物。

经效产宝
卷之下

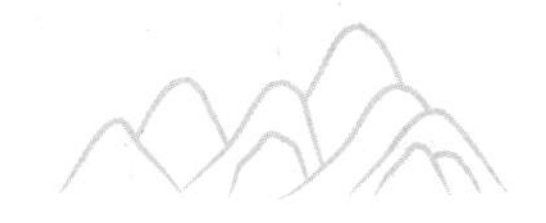

节度随军昝殷撰集
相国白敏中家藏善本

产后小便遗血方论第三十三凡四道

疗产后大小便利血。

车前子　黄芩　蒲黄　干地黄　牡蛎　芍药各六分

上为散，空心，米饮服方寸匕。忌面、蒜。

崔氏疗产后血气渗入大、小肠。

车前子汁一升　蜜一大合

上相和煎，取一沸，分为二服。

又小便利血。

乱发烧灰研如粉

上米饮服方寸匕。

《古今经[1]验》疗产后劳伤热，大小便赤涩。

[1] 经：光绪七年、十四年本均作"经"，按文义，疑"录"字之误。

鸡苏一分　通草十分　冬葵子三合　芍药　滑石　芒硝各八分　生地黄十二分

上水三升，煮取八合，下芒硝，空心，分三服。

产后大小便不通方论第三十四凡四道

论曰：产后大小便不通，肠胃本挟于热，因产大小便血俱下，津液竭燥，肠胃痞涩，热气结于肠胃，故不通也。

《集验》疗产后津液竭燥，大小便不通。

芍药　大黄　枳壳　麻仁研，各二两

上为末，炼蜜和丸梧桐子大，空心，熟水下二十丸。渐加之，以利为度。

《经效》疗大便不通，热气结于肠胃。

大黄二两　芒硝一两

上水一大升，煎取六合，下芒硝，空心，作二服。

《古今录验》疗产后大便不通。

黄芩　芒硝各六分　大黄　芍药　杏仁去皮尖，研如膏，各八分

上为末，蜜丸梧桐子大，空心，煎水下十五丸，渐加，以利为度。

《千金》疗产后热结，大便不通。

蜜五合，火煎令强，以水投中，良久取出

上捻如拇指大，长二寸，内下部即通。

产后寒热方论第三十五凡四道

论曰：产后寒热，因产劳伤血气，使阴阳不和，反相乘克，阳胜则热，阴胜则寒，阴阳相激，故发寒热。又产余血，亦令人寒热，其腹时痛则是也。

疗产后虚弱，喘乏作寒热，状如疟，名为褥劳。

猪肾一具，切去膜　豉五合，绵裹　白粱二合　葱白切，一升　人参　当归各一两

上水二升，煎取八合，分为二服。

《经效》疗产后虚烦头痛，气短欲死，心乱不解。

淡竹茹　干葛各八分　甘草六分　麦门冬子三合　小麦二合　石膏十二分

上水二升，煎取八合，食后，分为两服。

疗产后虚弱烦痛。

干地黄　牡蛎　茯苓各八分　芍药十二分　黄芩　桂心各六分

上水二升，煎取一升，分为两服。

产后咳嗽方论第三十六凡三道

论曰：喘嗽，肺脏微寒，即成喘嗽。又因产后气虚，风寒伤于肺，故令咳嗽。

《集验》疗产后风伤寒，咳嗽，多痰唾粘。

甘草　桔梗各六分　款冬花四分　生麦门冬　生地黄各十二分　葱白一握　豉二合　旧方不入葱白与豉

上水二升，煎取八合，食后良久，两服。

《经效》疗咳嗽多痰，唾粘气急。

前胡　五味子　紫菀　贝母各六分　桑白皮　茯苓各八分　淡竹叶二十片

上水二升，煎取八合，食后，分为两服。

疗产后咳嗽气喘。

百部根　桔梗各六分　桑白皮十二分　干百合　赤茯苓各八分

上水二升，煎取七合，食后，分两服。

产后气痢方论第三十七凡六道

论曰：妊娠之时，脾胃气挟于冷，大肠气虚，因产后转加虚损，或误食生冷、酒、面，便成痢疾赤白，气不和，赤黄胃热，或青色极冷也。

疗产后气痢不止。

青木香三分　诃子皮八分，酥炙令黄

上为散，空心，米饮调方寸匕，服之。

疗产后赤白痢疾。

黄连八分　阿胶炙，六分　赤茯苓　当归　黄蘖各四分　干姜三分

上为末，蜜丸如梧桐子大，空心，粥饮二十丸。

疗产后水痢。

枳壳四分　厚朴炙　茯苓　黄连各六分　当归三分

上水一升，煎取八合，空心，分为三服。

又方　黄连六分　乌梅肉五分　石榴皮　当归　赤石脂各四分　干姜三分

上为末，蜜丸梧桐子大，空心，米饮下三十丸。

疗产后下痢，赤白有血。

赤石脂　黄连　地榆各六分　当归四分　干姜　甘草各三分　厚朴十二分　薤白七茎

上水二升，煎取八合，空心，分两服。

疗产后血痢不止。

臭樗根六分

上为末，水和丸如枣核大，面柤作馄饨，每度煮

二七个，热吞之。

产后血晕闷绝方论第三十八凡十道

论曰：产后血晕者，其状心烦，气欲绝是也。亦有用心过多而晕，亦有下血极少亦晕。若下血多晕者，但烦而已；下血少而气逆者，则血随气上撩心，下满急。此二者难并为晕，而候各异。常问其产妇，血下多少即知，须速投方药，若不急疗，即危其命也。凡晕者，热血气乘虚奔逆上所致也。但才分解了，烧秤锤、江石令赤，置器中，向产母床前帐里，投醋淬之，得醋气可除血晕之法也。十日内时时作此法，不妨晕者，如日月之有晕也。

《经效》产后虚闷，汗出，不识人。

鸡子三个

上打破吞之便醒，不醒者，可灌童子小便，入腹即醒。若久不醒，忽时时发者，此为有风，因产血气暴风虚风行脉中。若虚去血多者，尤甚也。

产后血气暴虚，汗出。

淡竹叶

上煎汤三合，微温服之，须臾再服。

又方　马齿菜研取汁，三大合，如无，用干者亦得

上煎一沸，投蜜一匙令匀，顿服。

《广济》疗产后血晕，心闷不识人，神言鬼语，气息欲绝。

芍药　甘草各一两　生地黄汁一升　丹参四分　生姜汁　蜜各一合

上水二升，煎取八合，下地黄、姜蜜汁，分两服。

疗产后恶露不多，下腹绞痛。

大黄八分　牛膝六分　芍药　蒲黄各四分　牡丹皮　当归各二分

上为末，空心，暖酒服方寸匕。

《救急》疗产后血不尽，疼闷心痛。

荷叶炒令香

上为散，煎水，调方寸匕服。

疗初平安，血气烦闷。

童子小便五合　生地黄汁三合

上煎三沸，温再服。

疗产后血晕心闷。

蒲黄四分　紫葛　芍药各八分　红蓝花十二分

上水二升，煎取七合，入生地黄汁二合，更煎三五沸，每服三合。

产后血晕心闷乱，恍惚如见鬼。

生益母草汁三合，根亦得　地黄汁二合　小便一合　鸡子三枚，取清

上煎三四沸，后入鸡子清匀搅，作一服。

产后血晕狂语，不识人，狂乱。

童子小便五合　地黄汁一合　赤马通七枚　红雪八分

上以上二味浸马通，绞去滓，下红雪，温两服。

产后乳无汁方论第三十九凡五道

论曰：气血虚弱，经络不调所致也。乳汁勿投于地，虫蚁食之，令乳无汁，可沃东壁土佳。

疗产后乳无汁。

土瓜根　漏芦各三两　甘草二两　通草四两

上水八升，煎取两升，分温三服。忌如常法。

又方　土瓜根

上为末，酒调两钱匕，日进二三服，效。

又方　母猪蹄两枚，切　通草六两

上以棉裹，煮作羹，食之最好。

又方　漏芦　通草　土瓜根各三两　甘草　桂心各一两

上为散，饮服方寸匕，日进三服。

又方　栝蒌末

上以井花水服方寸匕，日两服，夜流出。

产后乳结痈方论第四十 凡九道

论曰：产后宜裂去乳汁，不宜蓄积不出。恶汁内引于热，则结硬坚肿，牵急疼痛，或渴思饮，其妳手近不得。若成脓者，名妬乳，乃急于痈，宜服连翘汤，利下热毒，外以赤小豆末水调涂之便愈。忽数，但去乳汁，忽小儿手匀动之，忽大人含水嗍之，得汁吐之，其汁状如脓。若产后不曾乳儿，蓄积乳汁，亦结成痈。

疗产后妬乳并痈。

连翘子　升麻　芒硝各十分　玄参　芍药　白敛　汉防己　夜干各八分　大黄十二分　甘草六分　杏仁八十枚，去尖

上水九升，煎取三升，下大黄，次下硝，分三服。

又方　蒲黄草

上熟捣，敷肿上，日三度易之，并叶煎汁饮之亦佳，食之亦得，妬乳及痈并瘥。

又方　地黄

上取汁涂熟即瘥。

疗乳肿。

上以马溺涂之，立愈。

疗妇人发乳，丈夫发背，烂生脓血后，虚成气疾。

黄耆　地黄　麦门冬　升麻　人参　茯苓各三两　当归　芍药　远志　甘草各一两　大枣十枚

上水二升，煮取一升，分温两服。

疗乳头裂破。

上以丁香为末，敷之立愈。

疗妬乳及痈。

葵茎及子

上擣筛为散，服方寸匕，即愈。

又方　鸡屎

上为末，服方寸匕，须臾三服愈。

又方　皂荚十条

上以酒一升揉取汁，硝石半两煎成膏，敷之。

疗诸痈不散已成脓，惧针，令自决破下。

上取白鸡内翅及第一翎各一茎，烧末服之即决。

又方　取雄雀粪白者，研涂上，干即易之。

疗乳痈初得令消。

赤小豆　菵草

上等分为末，苦酒和，敷之愈。

疗发背乳痈，四肢虚热大渴，疗口渴内烦乳肿方。

竹叶切，三升，以水一斗二升，煮九升　生地黄六两　黄芩　芍药　人参　知母　甘草各二两　升麻　黄耆　麦门冬　栝蒌各三两　大枣十二枚

上以竹叶汁煮取三升，渴则饮之。

疗乳肿方。

升麻　白敛　大黄各三两　黄芩　芒硝各二两

上水二升，煎取一升，下硝，分为两服。后以绵缊药贴肿上，日夜勿停即瘥。

又方　黄蘖一分，末　鸡子白

上调和匀涂之，干即易，立愈。

又方　苎根

上捣敷之，愈。

又方　鹿角

上于石上磨，取浊汁涂上，干即易之。

又方　鹿角

上烧作灰，以酒调涂之，立愈。

又方　粢米粉炒令黑

上以鸡子白和如泥，以涂帛上贴之，穿帛作穴，以泄痈毒气，易之效。

产后乳汁自出方论第四十一凡三道

论曰：产后乳汁自出，盖是身虚所致，宜服补药以止之。若乳多温满急痛者，温熨之。

疗乳痈始作。

大黄　樗实各三两　芍药六分　马蹄炙，六分

上水酒煎滚，青布绞湿熨乳上，冷即易之。

又方　乳痈二三百日，众药不瘥，但坚痛色青紫。柳根削取上皮，捣令热，熬令温，著囊中，熨乳上，干则易之，一宿即愈。

经效产宝续编

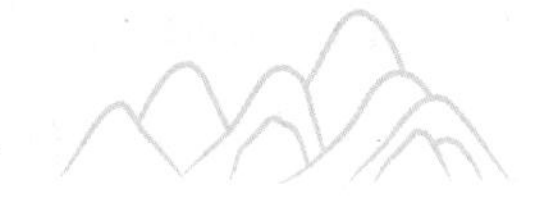

周颋传授济急方论凡四道

颋尝见人传经效诸方，自曾修合，实有大功，遂编于卷末，普用传授，以济急难。

治产后血晕、血气及滞血不散，便成癥瘕兼泻，面色黄肿，呕逆恶心，头痛目眩，口吐清水，四肢蕤弱，五脏虚怯，常日睡多，吃食减少，渐觉羸瘦，年久变为劳疾，如此所患，偏宜服饵。**胜金丸**。

泽兰四两　当归　芍药　芜荑　甘草　芎䓖各六分　干姜　桂心各三两半　石膏　桔梗　细辛　茱萸　柏子仁　防风　厚朴　乌头　白薇　枳壳　南椒　金钗石斛　石颔　蒲黄　茯苓各三分　白术　白芷　人参　藁本　青木香各一分

上二十八味，并州土，分两无差，杵罗为末，炼蜜为丸，入口便愈。大忌腥腻、热面、豉汁、生葱、冷水、果子等。若死胎不下，胎衣在腹，并以炒盐酒研服，未退再服。

治产后诸疾，**圣散子**。

泽兰九分　石膏八分，如粉　芎䓖　当归　芜荑　芍药　甘草各七分　干姜　桂心各五分　细辛　卷柏去土　柏子仁　茱萸　防风去芦头　南椒出汗　厚朴姜汁炒　茯苓各四分　白芷　白术　人参　丹参　藁本　五味子　黄耆各三分　乌头炮　白微各二分

上捣，罗为散，以新瓷器密封，勿令失气，每服以热酒调下两钱匕。忌如常。

神效治产后一切疾，**黑散子**。

鲤鱼皮三两，烧灰　芍药　蒲黄各二两　当归　没药　桂心　好墨　卷柏　青木香　麝香各一两　铨墨半两　丈夫发灰半两

上一十二味捣，罗为散，以新瓷器盛密封，勿令失气，每产后以好酒调下一钱匕。如血晕冲心，下血不尽，脐下搅刺，疼痛不可忍，块血癥疾甚，日加两服，不拘时候服，忌冷物、果子、粘食。

《神效》疗妊娠十个月内不安，至临分解时，并宜服此，**保生丸**。

金钗石斛　贝母去心　黄芩　明净石膏细研如粉　桂心　乌头卷　秦椒去目炒　蜀椒去目炒　甘草炙　糯米炒，以上各二两

上并须州上者，如法修合为散，炼蜜丸如弹子大，

或有妊娠诸疾，吃食减少及气喘疾痛，面目萎黄，身体羸瘦，四肢无力，手脚浮肿，胎脏不安，并以枣汤研一丸服；气痛，酒研一丸，空心服之。忌腥腻、果子、粘食、杂物、冷肉等。

濮阳李师圣施郭稽中论一十九证　方十四道

第一论　热病死胎腹中者如何？

答曰：母患热疾至六、七日，以致脏腑热极，蒸煮其胎，是以致死。缘儿死身冷，不能自出，但服黑神散暖其胎，须臾胎气温暖，儿即自出。何以知其死，看产妇舌色青者，是其验，宜以黑神散主之。

雄黑豆小者是，炒去黑皮，用二两　当归　芍药　甘草炙　干姜　蒲黄用安石器内，炒赤色　肉桂　熟地黄温水洗

上等分，焙干为末，每服二钱，空心温酒调下。若三十岁以上生产少者，不用桂姜，却以炒生姜、红花各二两。

第二论　胎衣不下者如何？

答曰：母生子了，血流入衣中，为血所胀，遂不能下，若治之稍缓，则满腹中上冲，心胸疼痛，喘急难治，

但服夺命丹，速去衣中血，血散胀消，胎衣自下而无所患矣。夺命丹。

附子半两炮，去皮脐　牡丹皮一两　干漆一分，研碎，炒令烟出

上为末，用酽醋一升，大黄末一两，熬成膏，和药丸如绿豆大，温酒送下五七丸，不计时候。

第三论　难产者如何？

答曰：胎侧则成形块者，呼为儿枕，子欲生时，枕破，败血裹其子，故难产，但服胜金散治之。逐其败血，儿即自生。若横生、逆生皆治之。

麝香一钱　盐豉一两，用旧青布裹，火烧令通红，急以乳槌研为细末。

上为末，取秤锤烧红，以酒淬之，每服调一钱。

第四论　闷绝不知人事者如何？

答曰：产后血气暴虚，未得安静，血随气上攻，迷乱心神，眼前生花；极甚者，令人闷绝，不知人事，口噤、神昏、气冷，医者不识，呼为暗风。若如此治之，必难愈，宜服清魂散。

泽兰叶一分　人参一钱　荆芥穗一两　芎半两　甘草二分，炙

上为末，每服一钱，热汤半盏，入温酒半盏，调匀，急灌之，药下便愈。

第五论　口干痞闷者如何?

答曰:产宫、胃太虚,血气未定,食面太早,胃不能消化,面毒积聚于胃脘,上熏胸中,是以口干烦渴,心下痞闷。医者不识,认为胸膈壅滞,以药下之,万不能一,但服**眼儿现丸**。

姜黄　京三棱炮　毕澄茄　人参　陈皮去白　高良姜　蓬莪术

上等分为末,用细切萝卜慢火煮令烂,研细,将余汁煮面糊为丸,绿豆大,每服十丸,萝卜汤下,不拘时候。

第六论　产后乍寒乍热如何?

答曰:阴阳不和,败血不散,皆作乍寒乍热。产后血气虚损,阴阳不和,阴胜则乍寒,阳胜则乍热,阴阳相乘,则或热。若因产劳伤脏腑,血弱不能宽越,故败血不散,入肺即热,入脾即寒,医人若作寒疟疾治之则谬矣。阴阳不和,宜服增减四物汤,败血不散,宜服**夺命丹**。

又问:二者何以别之?答曰:时有刺痛者,败血也。但寒热无他证者,阴阳不和也。**增减四物汤**。

当归　芍药　芎　人参　干姜炮裂,各二两　甘草四两,炙

上为末,每服二钱,水一盏,生姜五片,同煎至六

分，去滓，微热服，不计时候。

第七论　产后四肢虚肿者如何？

答曰：产后败血乘虚停积于五脏，循经流入四肢，留淫入深，回还不得，腐坏如水，故令四肢面目浮肿。医者不辨，作气治之，凡水气多用导水药极虚之。夫产后既虚，又以药虚之，是重虚也，但服**调经散**，血行肿消，则病自愈。

没药一钱，研　琥珀一钱，研　桂去粗皮，半钱　芍药一钱　当归一钱　麝半钱　细辛半钱

上为末，每服半钱，生姜汁、温酒各少许，调匀服之。

第八论　产后不语者如何？

答曰：人心有七孔三毛，产后血流气弱，多致停积，败血闭于心窍，神志不能明了。又心气通于舌，心气闭则舌亦强矣，故令不语，但服**七珍散**。

人参　石菖蒲　川芎　熟地黄各一两　细辛一钱　防风半两　朱砂半两，研

上为末，每服一钱，薄荷汤调下，不拘时候。

第九论　产后乍见鬼神者如何？

答曰：心主身之血脉，因产伤耗血脉，心气则虚，血停积，上干于心，受触激，遂生烦躁，坐卧不安，乍见鬼神，言语颠错。医者不识，呼为风邪，如此治之，必

不能愈。但服调经散,加生龙脑一捻,得睡即安。调经散方在第七论中。

第十论　产后腹痛又泻痢者如何?

答曰:产后肠胃虚怯,寒邪易侵。若未满月,饮冷当风,则寒邪乘虚进袭,留于胸腹,散于腹胁,故腹痛作阵;或如锥刀所刺,流入大肠,水谷不化,洞泄肠鸣;或下赤白,腹胁膜胀;或走痛不定,急服**调中汤**立愈。医者若以为积滞取之,则祸不旋踵矣。

高良姜　当归　桂去皮　芍药　附子炮,去皮脐　川芎各一两　甘草半两,炙

上为粗末,每服三钱,水三盏,煎至一盏,去滓热服。

第十一论　产后遍身疼痛者如何?

答曰:产后百节开张,血脉流走,遇气弱则经络、分肉之间血多留滞,累日不散,则骨节不利,筋脉引急,故腰背转侧不得,手足摇动不得,更身热疼痛。医者以为伤寒治之,若出汗则筋脉动惕,手足厥冷,变生他病,但服**趁痛丸**,以墨涂之。

牛膝　当归　桂去皮　白术　黄耆各半两　薤白一分　独活半两　生姜半两　甘草一钱,炙

上为粗末,每服半两,水五盏,煎至二盏,去滓,热服一盏。

第十二论　产后大便秘涩者如何？

答曰：产卧水血俱下，肠胃虚竭，津液不足，故大便秘涩。若过五、六日腹中闷痛者，乃有燥粪在脏腑，以其干涩不能出耳。宜服麻仁丸，更以津润之。若误以为热而投寒药，则阳消阴长，变动百生，性命危矣。

麻仁丸。

麻仁研　枳壳炒　人参各一两　大黄半两

上为末，炼蜜丸如梧桐子大，每服二十丸。服时温酒、米饮任下，未愈渐加丸数，不可太过。

第十三论　产后口鼻黑气起及鼻衄如何？

答曰：阳明者经络之海，起于鼻交頞中，还出侠口，交人中之左右。是盖因夫产后气消血散，荣卫不理，散乱入诸经络，回还不得，致令口鼻黑气起及变鼻衄。此缘产后诸虚热，变生此疾，不可治也。名曰脾绝肺散。

第十四论　喉中气急喘者如何？

答曰：荣者血也，卫者气也。荣行脉中，卫行脉外，相随上下，谓之荣卫。因产后下血过多，荣卫暴竭，气无所生，独聚于肺中，故令喘也。此名孤阳绝阴，为难治。若恶露不快，败血停凝，上熏于肺，亦令喘急，可服夺命丹。方见前第二论中。

第十五论　产后中风者如何？

答曰：产后五七日内强力下床，或一月之内伤于房室，或怀忧悲怒扰，荡泄和气，或因着灸，惊惕脏腑。得疾之初，眼涩口噤，肌肉相搐，腰脊筋急强直者，不可治。此乃人作，非偶尔中风所得也。

第十六论　产后心痛者如何？

答曰：心者血脉之主，人有挟宿寒，因产大虚，寒搏于血，血凝滞不得消散，其气逆上，冲击于心经，故心痛，宜以**大岩蜜汤**治。寒则去，血脉温则经络通，心痛自止。若误以为有所伤治之，则虚极而寒益甚矣。心络寒甚，传心之正经，则变成心痛者，朝发则夕死。是药不可轻用也。

干地黄　当归　独活　吴茱萸　芍药　干姜炮　甘草炙，各一两　细辛半两　桂一两，去粗皮　少草一两，远志叶是也

上为粗末，每服半两，用水三大盏，煎取一盏，去滓微热。

第十七论　产后热闷气上转为脚气者如何？

答曰：产后卧，血虚生热，复因春夏取凉过多，地之蒸湿，因足履之，所以着成脚气。其状热闷掣疭，惊悸心烦，呕吐气上，皆其候也，服**小续命汤**三、两剂必愈。若误以败血药攻之，则血去而病益增矣。

人参　黄芩　官桂去皮　白术　防己　麻黄去节　川芎　芍药　甘草各一两　生姜五两　防风两半　附

子一枚，去皮

上为末，每服半两，用水五盏煎，去滓温服。

第十八论　产后出汗多而变痉风如何？

答曰：产后血虚，内里不密，故多汗。因遇风邪搏之，则变痉风也。痉者口噤不开，背强而直，如发痫状，摇头马鸣，身反折，须臾十发，息如绝。宜速斡开口，灌小续命汤，稍暖即出汗如雨。受拭不及者不治。

第十九论　产后下血过多虚极热生风如何？

答曰：妇人以荣血为主。因产血下太多，气无所主，唇青、肉冷、汗出，目瞑神昏，命在须臾，此皆虚热，非风也，可服济危上丹。若以风药治之，则误人矣。

乳香研　石灵脂　硫黄研　陈皮去白　桑寄生　真阿胶炙烊，炒成米子　太阴玄精石研

上将上四件同研匀，石器内微火上炒动，勿令焦着；炒了再研细，后入余药末，用地黄汁煮糊为丸，绿豆大，每服酒下二十丸，当归酒尤佳。

产后十八论方凡六道

一曰产后因热病胎死腹内者如何？

答曰：盖因母患热病，经六七月间脏腑热，遂煮其

胎，热是致死，故知之。缘死即身热痛，只用沫出，爪甲指黑，四肢逆冷，但服乌金散，其胎即下。

二曰产难者如何？

答曰：盖其胎以或成形，为食实物后，十月足日，食有余，遂有成块，呼为儿枕。欲生时块破，遂血裹其子，故难产。但服乌金散，解其败血即自生，或横生、逆生不下，并宜服之。

三曰产后衣不下者如何？

答曰：母生子了，产后血入衣中，被血所胀，故当难下。但服乌金散，去其衣中血即下。如带断亦同。

四曰血晕者如何？

答曰：产后三日，起坐不得，眼前生花，即运走五脏，流入汗血。医人不识，呼为暗风，但可服乌金散。

五曰口干心闷者如何？

答曰：产后七日以来，血气未尽，盖为母食面，结盛心上，是以烦躁干渴。医人不识，将谓胸膈不利，壅滞所致，乌金散立效。

六曰乍寒乍热者如何？

答曰：产后虚羸，败血入于肺脏，即热即寒。医人不识，呼为疟疾误也，宜服乌金散立效。

七曰产后虚肿者如何？

答曰：血败于五脏，流入四肢，即还不得，遂成脓血。医人不识，呼为水气、血气。何以知之？若水气喘而小肠涩；血气伤而四肢寒。但服乌金散，姜酒调下，须臾服朱砂丸，令泻下毒物即愈。

八曰乍见鬼神者如何？

答曰：败血流入于心，心不受触，遂被心热，极燥三两日，言语癫狂。医人不识，呼为风邪，太误。宜服乌金散疗之。

九曰产后月内不语如何？

答曰：人心有孔，孔内有毛，产后败血闭毛，故不语也。宜服乌金散。

十曰腹内疼痛兼泻痢者如何？

答曰：产后未满月，饮冷水与血相聚，大肠水谷不化，或腹胀痛，急服乌金散，更加服气药、止泻药。

十一曰产后遍身疼痛者如何？

答曰：产后百节开张，败血走流诸处，留停日久不散，结聚成此疼痛，宜服乌金散有效。

十二曰产后血崩者如何？

答曰：产后败血、恶露自下未止间，早先治之，及食咸酸之物，遍体无血色，腹痛难治。肝家欲发，寒热作闷，宜服乌金散，须服朱砂丸。

十三曰产后血气不通咳嗽者如何？

答曰：产后咳嗽，多以食热面壅纳，或热病、或有气块，发时充心痛，气急咳嗽，四肢寒热，心闷口干，或时烦躁，睡梦惊悸气虚，肢体无力，宜服乌金散。

十四曰产后乍寒乍热，心痛，月候不来如何？

答曰：败血充心，痛绕脐腹，面色无彩，纵然得效，暂时痊安，不过三两日又发，服乌金散大效。

十五曰产后腹胀满，呕逆不定者如何？

答曰：败血停于脾胃，食充胃，胃充气，既不安即吐逆，充腹胀，急服乌金散，次服朱砂丸三两日，炒生姜钱，醋汤下七丸，立效。

十六曰产后口鼻黑气及鼻衄者如何？

答曰：败血入脏腑，头目却还不得，口干舌焦鼻黑起，是产后变作此候，名曰败肺，此不可治疗。

十七曰产后喉中气喘急者如何？

答曰：产后败血不尽，冷恶死血上冲心，过于心即传于喉，喉中即喘。医人不识，认作风涎，十死不治。

十八曰产后中风者如何？

答曰：产后七日，无故下床，一月之内，不伤房室，或因着热，有惊脏腑。风中之初，眼涩腰疼，似角弓之反张，牙关闭，急宜治之，亦非风疾。**乌金散**所治也。

干地黄熟水浸　肉桂去皮　蒲黄纸铫炒，以上各二两　黑豆炒尽烟为炭，秤二两　当归洗　芍药　甘草炙　白姜炮，以上各一两上为末，空心，日午夜中，热酒下两钱匕。忌生冷一切毒物。

茯神散　治产后血邪，心神恍惚，言语失度。

茯神去水，一钱　人参　黄耆　赤芍药　牛膝　琥珀研　龙齿研，各七钱半　生地黄一两半　桂心半两

上为末，三钱，水煎服。

治产后胎衣不下。

鸡子白一个　滑石末二钱

上滩头急流水调下，立出。

治孕妇伤寒。

柴胡　前胡　川芎　川当归　地黄　人参　芍药　粉草

上等分为末，每服两钱，枣四枚，姜钱三片，同煎服。要出汗加葱。

治孕妇伤寒涎嗽。

知母　杏仁去皮尖，炒　天门冬去心　桑白皮

上等分，为粗末煎，去滓服。

治妇人带下黄君正方，并治血崩不止。

茅花一握，炒　棕榈炭三寸　嫩莲叶三个　甘草节

上为末，空心，酒调半匙服。

中医临床必读丛书重刊

女科辑要

清·沈尧封　辑
朱定华　整理

人民卫生出版社
·北京·

导 读

《女科辑要》，一名《沈氏女科辑要》，2 卷，清代沈尧封辑，约成书于乾隆二十九年(1764)，初刊于道光三十年(1850)。这是一部中医妇产科临床实用性专著。书中主要介绍女科经、带、胎、产以及妊娠、产后杂病的证治与方药运用，且理论联系实际，注重临床实践，较切于临床应用。可谓当前从事中医妇产医学工作者之必读书。

一、《女科辑要》与作者

沈尧封，一名尧峰，字又彭，浙江嘉善人，约生活在清乾隆年间。少年习举子业，兼善占星、聚水之术。年过三十，以国子生曾三次赴省闱试功名不中，遂潜心医术。十年过后，医术日精，医德日纯，于邑中颇负医名。曾有乡里邻家子病濒危，沈氏悯其家贫母老无继，而婉拒他人重聘出诊而为其急治乃效，故于乾隆五年(1740)获制府宗室德赠予“曾饮上池”旌匾悬挂其厅堂。沈氏生性旷达直率，擅长歌赋诗咏。一生除著有本书外，还著有《医经读》四卷、《伤寒论读》一卷、《治哮证读》、《治杂病读》及《诊视心编》，其中后三书未见刊刻问世。

《女科辑要》初成书时，只有廖廖10页，名《女科读》，后经王士雄加了按语，后学徐正杰补注，于道光三十年(1850)刊刻，遂成现今所见之书。咸丰四年(1854)，王士雄又将此书编入《潜斋医学丛书八种》之中。至于民国时期张山雷笺疏之《沈氏女科辑要笺正》，乃在原刻本之基础上，适当改换编例，加入张氏读书笔记与临证心得，又重新刊印而已。

二、《女科辑要》学术特点与临床指导意义

1. 注重历代医家于女科证治之论述

沈氏所辑可谓妇产科常见之证，针对某些病证，他将《黄帝内经》所言与历代医家之论首先辑出，然后附于己意。如卷上“带下”中云：“带下有主风冷入于脬络者，巢元方、孙思邈、严用和、杨仁斋、楼全善诸人是也；有主湿热者，刘河间、张洁古、张戴人、罗周彦诸人是也；有主脾虚气虚者，赵养葵、薛立斋诸人是也；有主湿痰者，丹溪是也；有主脾肾虚者，张景岳是也；又有主木郁地中者，方约之、缪仲淳是也”。仅白

带一证之病因，沈氏数引前贤医论予以阐析，然后得出结论，谓之“白带即同白浊，赤带即同赤浊，此皆滑腻如精者。至若状如米泔或臭水不粘者，此乃脾家之物，气虚下陷使然。高年亦有患此，非精气之病，不可混治”。足见沈氏对女科病证研究之审慎。

2. 立论述要颇有发前人所未发

沈氏集前贤医书中妇科有关论说，与自己临证治验相印证。不拘成法，立足实践，所论皆“精当处勘透隐微，切中肯綮，多发前人所未发，实验彰彰，始觉轩爽豁目”（张山雷语）。如对王肯堂所言“（月经）既行而紫黑，定非寒症”持有异议，他于临证所见有“投热药取效，十中尝见一二”。故着重强调：属于气虚经行紫黑者，不宜补火，主张“细察脉象，复参旁证”，倘有疑似，先用补气，不效再投补火。又如沈氏认为经闭有冷无热，即便是骨蒸内热，亦属阴亏，非同实火，故张洁古、李东垣降心火、泻三焦之说，不可尽信等。说明沈氏不仅阐发前贤于女科证治立论之不足，亦十分重视女科诸疾辨证论治的重要性。

3. 王氏按语则补注沈氏阐析之不足

沈氏辑女科证治之要点，已颇能反映作者的学术思想及著述原委，而王士雄之按语，则进一步补充沈氏于学术阐析之不足，仅举一例以说明之。如卷上“经水”沈氏曰:“天癸是女精,由任脉而来”。王氏按云:“天癸者,指肾水本体而言,癸者水也。肾为水脏,天一生水,故谓肾水为天癸。……女子二七,男子二八,肾气始盛,而肾水乃足。……然则称月水为天癸,似亦无不可也”。显然,就“天癸”一条,王士雄之按语,对沈氏之阐述给予了比较圆满的补充。

三、如何学习应用《女科辑要》

如何学习研读《女科辑要》? 笔者以为首先要熟读本书,了解历代医家于女科疾病证治的相关论述,以明晰源流,释疑辨惑;并从“沈按”中撷取作者的著述动机、学术见解与临证经验。其次,从“雄按”“杰按”中领略王士雄、徐正杰对沈氏于女科证治学术观点的引申与发挥。再则,对卷下“集方”之70余首方剂要加以认真研究,该“集方”分补养、祛寒、祛风、理气、理血、润下六类。这部分方剂,对于女科经、带、胎、产诸疾之治疗,想必定有临床应用与参考价值。

朱定华

2007年元月

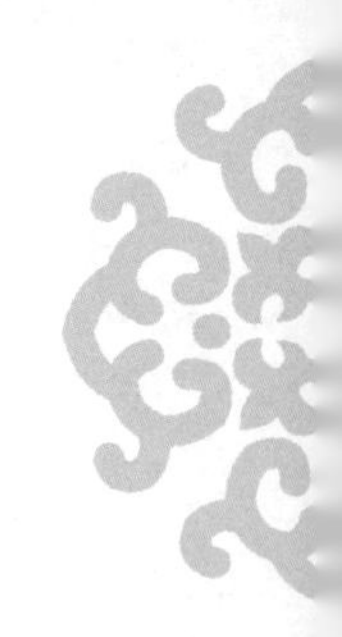

整理说明

《女科辑要》，一名《沈氏女科辑要》，2卷，清沈尧封辑。约成书于乾隆二十九年(1764)，初名为《女科读》，后经王士雄(孟英)酌加按语，徐正杰(霭辉)校订补注，遂改为现名，并初刊于道光三十年(1850)，后收入《潜斋医学丛书》之中。时至1922年，上海张山雷为该书加入笺疏，又名为《沈氏女科辑要笺正》(一作笺疏)而成为兰溪中医专科学校妇产医学教课书。

《女科辑要》现存版本概况，据《全国中医图书联合目录》记载：有清道光三十年(1850)王士雄刻本、同治元年(1862年)重刻本；王士雄《潜斋医学丛书》5种、8种本，其后有光绪七年(1881)刻本。另有民国时期经张山雷先生笺疏，名为《沈氏女科辑要笺正》之铅印本。

此次整理，据中国中医科学院图书馆馆藏清同治元年(1862)刻本为底本，以1922年浙江兰溪中医专科学校铅印本为校本，其中保留王孟英按语、徐正杰补注，删去张山雷笺疏，以尽量恢复本书之历史原貌，具体如下：

1. 底本节引历代医药文献，原文与之虽有出入，然不损文义者，悉遵底本而不作增删。

2. 底本刻误或不清之文字，能辨认者则径改，不出校注。

3. 对书中之通假字、异体字、俗写字，均作径改而不出校注。

4. 原书为竖排繁体，经整理后改为横排简体，故原书中凡方药类之“右为末”“右三味”之“右”字，均改为“上”；遇“左”则改为“下”。

5. 原书目录较乱，今据正文重编。

6. 为方便读者阅读、应用本书，此次整理新编“方剂索引”以作参考。

王　序

尧封沈氏所著《医经读》《伤寒论读》，简明切当，允为善本。尚有《女科辑要》一书，世罕传本。原稿为余外舅徐虹桥先生补注珍藏，先生早归道山。余授室后，得见其书。颇多入理深谈，发前人所未发者。今年杨素园明府闻有此稿，命为借钞。余谓妇兄友珊曰：君子之孝也，亦务其大者远者而已，宝守遗编，莫若传诸不朽。友珊许焉。爰不揣鄙伫，稍加参订而公诸世云。

道光庚戌仲冬棘人王士雄书于潜斋

目录

女科辑要
卷上

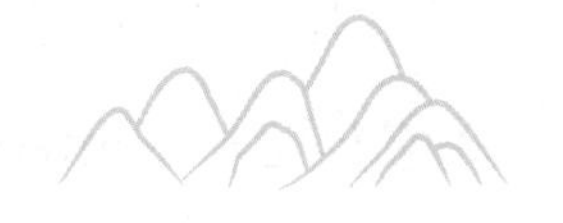

经　水

《素问》:女子七岁,肾气盛,齿更发长;二七而天癸至,任脉通,太冲脉盛,月事以时下。

沈按:天癸是女精,由任脉而来;月事是经血,由太冲而来。经言二七而天癸至,缘任脉通。斯时太冲脉盛,月事亦以时下。一顺言之,一逆言之耳!故月事不来、不调及崩,是血病,咎在冲脉,冲脉隶阳明;带下是精病,咎在任脉,任脉隶少阴。盖身前中央一条是任脉,背后脊里一条是督脉,皆起于前后两阴之交会处。唯《难经》明晰,《灵》《素》传误。带脉起于季胁,似束带状。人精藏于肾,肾系于腰背。精欲下泄,必由带脉而前,然后从任脉而下。故经言任脉为病,女子带下。

雄按:俞东扶云:经言男子二八而肾气盛,天癸至,精气溢泻。若天癸即月水,丈夫有之乎?盖男女皆有精,《易》谓男女媾精可据。然指天癸为精,亦不妥。天癸为精,不当又云精气溢泻矣。后贤讲受孕之道，有阳精阴血，先至后冲等说，亦谬。夫男女交接，曾见女人有血出耶！交接出血是病，岂能裹精及为精所裹哉？大约两情欢畅，百脉齐到，天癸与男女之精偕至，斯入任脉而成胎耳。男胎女胎则由夫妇之天癸有强弱盈虚之不同也。吾友徐亚枝曰：如沈氏说，一若天癸即精者；如俞氏说，一若血与精之外，别有一物，所谓天癸者。窃谓天癸者，指肾水本体而言。癸者，水也。肾为水脏，天一生水，故谓肾水为天癸。至，谓至极也，犹言足也。女子二七、男子二八，肾气始盛，而肾水乃足。盖人身五脏属五行，惟肾生最先，而肾足最迟，肾衰独早。故孩提能悲能喜，能怒能思，而绝无欲念，其有情窦早开者，亦在肾气将盛，天癸将至之年。可见肾气未盛，癸水未足，则不生欲念也。迨肾气衰，癸水绝，则欲念自除矣。解此段经文者，当云女子二七而肾水之本体充足，任脉乃通，太冲之脉始盛，月事因而时下矣。夫前阴二窍，溺之由水窍者无论矣。其由精窍者，皆原于天癸者也。月水虽从冲脉下，谓为天癸之常可也。泄精成孕，是任脉之施受，谓为天癸之能可也。带下乃任脉之失其担任，谓为天癸之病可也。然则称月水为天癸，似亦无不可也。前贤解此，皆重读上二字，而略下一字，惟将“至”字当作“来”字看，遂致议论纷纭耳！

王冰曰：男以气运，故阳气应日而一举；女以血满，故阴血从月而一下。

月事不调

《素问》：天地温和，则经水安静；天寒地冻，则经水凝泣；天暑地热，则经水沸溢；卒风暴起，则经水波涌而陇起。

褚澄曰：女子天癸既至，逾十年无男子合，则不调；未逾十年思男子合，亦不调。不调则旧血不出，新血误行：或渍而入骨，或变而为肿，或虽合而难子。合多则沥枯虚人，产乳众则血枯杀人。

雄按：此论甚不尽然，存其意可也。惟产乳众而血枯卒死者颇多。然吾乡吴酝香大令徐夫人，半产三次不计外，凡生十男四女，并已长成，而夫人年逾五旬，精力不衰，犹能操家政而抚驭群下也。

方约之云：妇人不得自专，每多忿怒，气结则血亦枯。

雄按：此至言也。气为血帅，故调经必先理气。然理气不可徒以香燥也，盖郁怒为情志之火，频服香燥，则营阴愈耗矣。

赵养葵云：经水不及期而来者，有火也，宜六味丸滋水；如不及期而来多者，加白芍、柴胡、海螵蛸；如半月或十日而来，且绵延不止者，属气虚，宜补中汤。如过期而来者，火衰也，六味加艾叶；如脉迟而色淡者加桂。此其大略也。其间有不及期而无火者，有过期而有火者，不可拘于一定，当察脉视禀，滋水为主，随证加减。

雄按：妇人之病，虽以调经为先，第人禀不同，亦如其面。有终身月汛不齐而善于生育者，有经期极准而竟不受孕者。雄于女科，阅历多年，见闻不少，始知古人之论，不可尽泥；无妄之药，不可妄施也。

辨色及痛

赵养葵曰：冲任藏精系胞，又恃一点命门之火，为之主宰。火旺则红，火衰则淡，火太旺则紫，火太衰则白，所以滋水更当养火。甚有干枯不通者，虽曰火盛之极，亦不宜以苦寒之药降火，只宜大补其水，从天一之源，以养之使满。又曰：紫与黑色者，多属火旺，亦有虚寒而黑色者，不可不察。若淡白，则无火明矣。

沈按：王宇泰以寒则凝，既行而紫黑，定非寒证，然投热药取效，十中尝见一二。色白无火亦属近理，然间有不宜补火者。尝见元和一妇，经水过期十日方至，色淡。稳婆据此，投肉桂药数剂，经水来多，遍身发黄，不能饮食，身热脉数，竟成危候。此是丹溪所谓经水淡白属气虚一证。要之临证时须细察脉象，复参旁证，方识虚实寒热。倘有疑似证中有两说者，先用其轻剂。如色淡一证，先用补气法不效，再投补火，庶无差误。录叶氏辨证于下。

叶氏曰：血黑属热，此其常也，亦有风寒外乘者，十中尝见一二。盖寒主收引，小腹必常冷痛，经行时或手足厥冷，唇青面白，尺脉迟，或微而虚，或大而无力。热则尺脉洪数，或实而有力，参之脉证为的。

雄按：色淡竟有属热者，古人从未道及，须以脉证互勘自得，但不可作实热论而泻以苦寒也。更有奇者，方氏妇产后经色渐淡，数年后竟无赤色，且亦结块，平常亦无带下，人日尪羸。余诊之，脉软数，口苦，而时有寒热。与青蒿、白薇、黄柏、柴胡、当归、鳖甲、龟版、芍药、乌鲗骨、杞子、地骨皮等，出入为方，服百剂而痊。此仅见之证矣。

滑伯仁曰：经前脐腹绞痛，寒热交作，下如黑豆汁，两尺脉涩，余皆弦急。此寒湿搏于冲任，寒湿生浊，下如豆汁，与血交争故痛，宜辛散苦温血药。

杰按：辛散血药，是川芎之类；苦温血药，是艾叶之类。

李氏曰：经水带黄混浊者，湿痰也。

丹溪曰：经将行而痛者，气之滞也。用香附、青皮、桃仁、黄连；或用抑气散，四物加玄胡、丹皮、条芩。又曰：经将来，腹中阵痛，乍作乍止者，血热气实也。四物加川连、丹皮。

杰按：抑气散出严氏。系香附四两，陈皮一两，茯神、炙甘草两半也。为末，每服二钱。治妇人气盛于血，变生诸证。头晕膈满，取《内经》高者抑之之义。汪昂谓是方和平可用，若补血以平阳火，亦正治也。

又经后作痛者，气血俱虚也，宜八珍汤。

又成块者，气之凝也。

沈按：经前腹痛，必有所滞。气滞脉必沉，寒滞脉必紧，湿滞脉必濡，兼寒兼热，当参旁证。至若风邪由下部而入于脉中，亦能作痛，其脉乍大乍小，有时陇起。叶氏用防风、荆芥、桔梗、甘草，虚者加人参，各一钱焙黑，取其入血分，研末酒送，神效。

又按：经前后俱痛，病多由肝经，而其中更有不同。脉弦细者，是木气之郁，宜逍遥散及川楝、小茴香、橘核之类；脉大者，是肝风内动；体发红块者，是肝阳外越，俱宜温润。戴礼亭室人，向患经前后腹痛，连及右足，体发红块，脉大，右关尺尤甚。己卯秋，予作肝风内动治。用生地四钱，炒枸杞一钱，细石斛二钱，杜仲二钱，干淡苁蓉一钱，麦冬一钱，牛膝一钱，归身一钱五分，炒白芍一钱，服之痛止。后于经前后服数剂，经来甚适，不服即痛，因作丸服。此方屡用有验。

经来声哑证。荀恒大兄长女，嫁斜塘倪姓，早寡，体气虚弱，每逢月事，声音必哑。予用天冬、地黄、苁蓉、归身等药，病益甚，张口指画，毫无一字可辨。即于此方加细辛少许，以通少阴之络，药才入口，其声即出。十余剂后，桂附八味丸调理，永不发。

《撮要》：经后目暗，属血虚。

汪石山曰：经行泄泻，属脾虚多湿，宜参苓白术散。

雄按：亦有肝木侮土者。

缪氏曰：经行白带，属阳虚下陷，用参、术助阳之药。

雄按：亦有郁火内盛者。

月事不来

《素问》：二阳之病发心脾，有不得隐曲，女子不月；其传为风消，其传为息贲者，死不治。

沈按：二阳指阳明经言，不指脏腑言。二阳之病发心脾者，阳明为多血之经，血乃水谷之精气，借心火锻炼而成。忧愁思虑伤心，因及其子，不嗜饮食，血无以资生，阳明病矣。《经》云，前阴总宗筋之所会，会于气街，而阳明为之长，故阳明病，则阳事衰而不得隐曲也；太冲为血海，并阳明之经而行，故阳明病，则冲脉衰而女子不月也。

雄按：经水固以月行为常，然阴虚者多火，经每先期。阴愈虚，行愈速，甚至旬日半月而一行。更有血已无多，而犹每月竭蹶一行者，其涸也，可立而待也。若血虽虚而火不甚炽，汛必愆期，此含蓄有权，虽停止一二年，或竟断绝不行，但其脉不甚数者，正合坤主吝啬之道，皆可无虑。昧者不知此理，而但凭月事以分病之轻重，闻其不行，辄欲通之，竭泽而渔，不仁甚矣。

《金匮》云：妇人病，因虚、积冷、结气，经水断绝。

张景岳云：经闭有血隔、血枯之不同。隔者病于暂，通之则愈；枯者其来也渐，补养乃充。

沈按：《金匮》三证，积冷、结气，有血不行也，景岳谓之血隔。积冷宜用肉桂大辛热之药，导血下行，后用养荣之药调之；气结宜宣，如逍遥散，或乌药、香附行气之品宣之。虚者，无血可行也，景岳谓之血枯宜补，赵养葵补水、补火、补中气三法，最为扼要。

雄按：补水勿泥于六味，补火勿泥于八味，补中气勿泥于归脾。

寇宗奭曰：童年情窦早开，积想在心，月水先闭。盖忧愁思虑则伤心，心伤则血耗竭，故经水闭也；火既受病，不能荣养其子，故不嗜食；脾既虚则金气亏，故发嗽；嗽既作则水气竭，故四肢干；木气不充，故多怒，发鬓焦，筋痿。五脏以次传遍，故猝不死而终死也，比于诸劳，最为难治。

沈按：此条亦从《金匮》虚字内分出，实有是证。但此所愿不得，相火必炽，非补水无以制之。六味地黄汤，补阴泻阳，固是妙法。然脾虚食减，倘嫌地黄腻膈，炒枯可也，不然以女贞易之，顾名思义，并泻相火。

雄按：此证最难治。六味碍脾，归脾助火，惟薛一瓢滋营养液膏加小麦、大枣、远志，庶几合法。一瓢又有心脾双补丸，亦可酌用。

楼全善曰：经闭有污血凝滞胞门一证。罗谦甫血极膏，一味大黄为末，醋熬成膏，服之利一二行，经血自下，是妇科之仙药也。

沈按：《金匮》论经闭，有冷无热，非阙文也。盖天暑地热，则经水沸溢，岂反有凝泣不来之理？洁古、东垣，降心火、泻三焦之说，不可尽信，即骨蒸内热，亦属阴亏，非同实火之可寒而愈也。

雄按：王子亨《全生指迷方》地黄煎，以生地汁八两，熬耗一半，内大黄末一两同熬，候可丸，如梧子大。熟水下五粒，未效加至十粒。治女子气竭伤肝，月事不来，病名血枯。盖瘀血不去，则新血日枯也。即《内经》乌鲗丸、仲景大黄䗪虫丸之义耳。后人但知彼血枯为血虚，而不知血得热则瘀，反用温补，岂能愈此血枯之病？尧封亦为此论，毋乃欠考。

淋漓不断 一名经漏

陈良甫曰：或因气虚不能摄血；或因经行而合阴阳，外邪客于胞内。

雄按：亦有因血热而不循其常度者。

月事异常

《经》云：七七而天癸竭。有年过五旬，经行不止者，许叔微主血有余，不可止，宜当归散；《产宝》主劳伤过度、喜怒不时；李时珍作败血论。三说不同，当参脉证。

李时珍曰：月事一月一行，其常也。或先或后，或通或塞，其病也。有行期只吐血、衄血，或眼、耳出血，是谓倒经；有三月一行，是谓居经；有一年一行，是谓避年；有一生不行而受胎者，是谓暗经；有受胎后，月月行经而产子者，是谓胎盛，俗名胎垢；有受胎数月，血忽大下而胎不陨者，是谓漏胎。此虽以气血有余不足言，而亦异常矣。

雄按：有未及二七之年而经水已行者；有年逾花甲而月事不绝者；有无病而偶停数月者；有壮年而汛即断者；有带下过甚而经不行者；有数年而一行者；有产后自乳而仍按月行经者；有一产而停经一二年者。秉赋不齐，不可以常理概也。

血崩 血大至曰崩，此是急病

《素问》：阴虚阳搏谓之崩。

许叔微云：《经》云：天暑地热，经水沸溢。又云：阴虚者尺脉虚浮，阳搏者寸脉弦急，是为阴血不足，阳邪有余，故为失血内崩。宜奇效四物汤，或四物加黄连。

奇效四物汤

当归酒洗　川芎　白芍炒　熟地黄（以上为四物）

阿胶　艾叶　黄芩炒，各一钱

又云：女人因气不先理，然后血脉不顺，生崩带诸证。香附是妇人仙药，醋炒为末，久服为佳，每服二钱，清米饮调下。徐朝奉内人遍药不效，服此获安。

杰按：叔微理气二字，专主怒气、郁气伤肝，故用香附理气以和肝，慎不可用破气药。

薛立斋云：肝经风热，或怒动肝火，俱宜加味逍遥散。

加味逍遥散

当归　白芍　柴胡　甘草　茯苓　白术　丹皮　黑栀　加薄荷、姜、枣煎。

李太素曰：崩宜理气、降火、升提。

《金匮》云：寸口脉微而缓，微者卫气疏，疏则其肤空；缓者胃弱不实，则谷消而水化。谷入于胃，脉道乃行；水入于经，其血乃成。营盛则其肤必疏，三焦绝经，名曰血崩。

赵养葵曰：气为阳主升，血为阴主降。阳有余则升者胜，血出上窍；阳不足则降者胜，血出下窍。气虚者面色必白，尺脉虚大。

东垣云：下血证，须用四君子补气药收功。

又云：人伤饮食，医多妄下。清气下陷，浊气下降，乃生䐜胀，所以胃脘之阳不能升举，其气陷下致崩，宜补中汤。

丹溪云：有涎郁胸中，清气不升，故经脉壅遏而降下。非开涎不足以行气；非气升则血不能归隧道。其证或腹满如孕；或脐腹疞痛；或血结成片；或血出则快，止则闷；或脐上动。治宜开结痰、行滞气、消污血。

沈按：冲为血海，并阳明之经而行，故东垣、丹溪皆主胃脘之阳不升。顾其病源各异，李曰妄下，朱云痰郁，有腹满如孕，血出反快，止反闷等证可认。妄下则无有也，非问不得。

戴元礼曰：血大至曰崩，或清或浊，或纯下紫血，势不可止。有崩甚腹痛，人多疑恶血未尽，又见血色紫黑，愈信为恶血，不敢止截。凡血之为患，欲出未出之际，停在腹中，即成紫血。以紫血为不可留，又安知紫血之不为虚寒乎？瘀而腹痛，血行则痛止；崩而腹痛，血住则痛止。芎归汤加姜、附，止其血而痛自止。

薛立斋云：有妇患崩，过服寒药，脾胃久虚，中病未已，寒病复起，烦渴引饮，粒米不进，昏愦时作，脉洪大，按之微弱。此无根之火，内虚寒而外假热也。十全大补加附子，崩减，日服八味丸而愈。又有久患崩，服四物汤凉血剂，或作或止，有主降火，加腹痛，手足厥冷，此脾胃虚寒所致，先用附子理中汤，次用济生归脾、补中益气二汤，崩顿止。若泥痛无补法，则误矣。

沈按：崩证热多寒少。若血大至色赤者，是热非寒；倘色紫黑者，出络而凝，其中有阳虚一证。《经》云：阳气者，卫外而为固也。营行脉中，卫行脉外，脉外之阳虚，失于卫护，则脉中之营血漏泄。既出络脉，凝而不流，渐渐变紫变黑。然必须少腹恶寒，方可投温。

崩证极验方

地榆二钱　生地四钱　白芍生，三钱　川连五分　黄芩一钱五分　甘草八分炒　莲须一钱　丹皮一钱半　黑栀各一钱　牡蛎生，二钱　水煎服。

一妇日服人参、阿胶，血不止，投此即效。因伊带多，偶以苦参易芩，血复至，用芩即止；去连，血又至，加连即止。

一妇患崩月余，余诊时，大崩发晕几脱。是方加人参一钱，服之即定，十剂而安。

一妇患此，年逾五旬，投人参、阿胶不效。一日用黄连五分，甚不相安。一医云：是气病。用酒炒香附、归、芍、丹皮、黄芩、牡蛎、枣仁、黑荆芥各二钱，郁金一钱五分，橘皮一钱，上沉香磨冲三分，柴胡五分，棕榈炭八分，煎服，一剂崩止。除柴胡、荆芥、棕炭，数剂食进。复加白术为散，服之作胀，减去即安。

一崩证，少腹恶寒，用附桂八味丸，收全效。

雄按：经漏崩淋，并由精窍出，惟溺血从溺窍而下。妇女虽自知，然赧于细述。医者不知分辨，往往误治。更有因病汛愆，而冲脉之血改从大肠而下者，人亦但知为便血也，临证均须细审。

带　　下 与男子遗浊同治

《素问》：任脉为病，男子内结七疝；女子带下瘕聚。

又曰：脾传之肾，名曰疝瘕。小腹冤结而痛，出白，名曰蛊。

又曰：少腹冤热，溲出白液。

又曰：思想无穷，所愿不得，意淫于外，入房太甚，发为白淫。

沈按：带下有主风冷入于脬络者，巢元方、孙思邈、严用和、杨仁斋、楼全善诸人是也；有主湿热者，刘河间、张洁古、张戴人、罗周彦诸人是也；有主脾虚气虚者，赵养葵、薛立斋诸人是也；有主湿痰者，朱丹溪是也；有主脾肾虚者，张景岳、薛新甫是也；又有主木郁地中者，方约之、缪仲淳是也。其所下之物，严主血不化赤而成；张主血积日久而成；刘主热极则津液溢出。其治法有用大辛热者，有用大苦寒者，有用大攻伐者，有用大填补者。虽立论制方，各有意义，然其所下之物，究竟不知为何物。惟丹溪云：妇人带下，与男子梦遗同。显然指着女精言，千古疑窦，一言道破。但精滑一证，所因不同，惜其所制之方，囿于痰火二字中耳！由是言之：白带即同白浊，赤带即同赤浊，此皆滑腻如精者。至若状如米泔，或臭水不粘者，此乃脾家之物，气虚下陷使然。高年亦有患此，非精气之病，不可混治。

又按：戴元礼论赤浊云；精者，血之所化。有浊去太多，精化不及，赤未变白，故成赤浊，此虚之甚也。何以知之？有人天癸未至，强力好色，所泄半精半血，若溺不赤，无他热证，纵见赤浊，不可以赤为热，只宜以治白浊法治之。观此则以赤带为热者谬矣。

雄按：带下，女子生而即有，津津常润，本非病也。故扁鹊自称带下医，即今所谓女科是矣。《金匮》亦以三十六病隶之带下。但过多即为病，湿热下注者为实；精液不守者为虚。苟体强气旺之人，虽多亦不为害，惟干燥则病甚。盖营津枯涸，即是虚劳。凡汛愆而带盛者，内热逼液而不及化赤也；并带而枯燥全无者，则为干血劳之候矣。汇而观之，精也、液也、痰也、湿也、血也，皆可由任脉下行而为带；然有虚寒、有虚热、有实热三者之分。治遗精亦然。而虚寒较少，故天士治带，必以黄蘖为佐也。

妙香散 治脉小食少，或大便不实者。

龙骨一两 益智仁一两 人参一两 白茯苓五钱 远志五钱去心 茯神五钱，去木 朱砂二钱五分 炙甘草钱半 为末，每服酌用数钱。

地黄饮子去桂附 肾阴不足，肝阳内风鼓动而滑精，其脉弦大者宜之。叶云：天地温和，风涛自息。又云：坎中阳微，下焦失纳。又云：肝为刚脏，不宜温药，只宜温柔养之。

水制熟地八钱 川石斛一钱五分 麦冬一钱五分 茯苓一钱五分 石菖蒲一钱 远志肉一钱，炒 巴戟肉一钱 干淡苁蓉各一钱 五味子 山萸肉末，二味酸药可去。

补肾阴清肝阳方 王宇泰云：肾为阴，主藏精；肝为阳，主疏泄。故肾之阴虚，则精不藏；肝之阳强，则气不固。

按：此方以清芬之品清肝，不以苦寒之药伤气。

藕节 青松叶 侧柏叶各一斤 生地 玉竹 天冬各八两 女贞子 旱莲草各四两 煎膏。

八味丸 戴元礼云：有赤白浊人，服玄菟丹不效，服附子八味丸即愈者，不可不知。按：此即坎中阳微，下焦失纳之意，屡用有效。

雄按：阴虚而兼湿火者，宜六味丸。甚者，加黄蘖尤妙。

松硫丸 此是方外之方，治赤白浊、赤白带，日久不愈，无热证者，其效如神。

松香、硫黄二味，铁铫内溶化，将醋频频洒上，俟药如饴，移铫置冷处，用冷水濡手，丸如豆大。必须人众方可，否则凝硬难丸。每服一钱。

雄按：此方究宜慎用。

固精丸 《选注》云：阳虚则无气以制其精，故寐则阳陷而精道不禁，随触随泄，不必梦而遗也。必须提阳固气，乃克有济。

鹿茸一具 鹿角霜分两同茸 韭子一两 淡干苁蓉一两 五味子五钱 茯苓五钱 熟附子五钱 巴戟肉五钱 龙骨五钱 赤石脂五钱，煅 酒糊丸。

温柔涩法 叶氏治白淫。

白龙骨 桑螵蛸 湖莲 芡实 茯苓 金樱子 覆盆子 远志肉 茯神 蜜丸。

《赤水玄珠》**端本丸** 治脉大体肥，大便晨泄不爽，湿热遗精，极验。叶云：湿热之病，面色赤亮可证。

苦参二两 黄蘖二两 牡蛎一两 蛤粉一两 葛根一两 青蒿一两 白螺蛳壳一两，煅 神曲和丸。

《本事方》**清心丸** 戴元礼云：有经络热而滑精者，此方最妙。大智禅师云：腰脊热而遗者，皆热遗也。

黄蘗　冰片　盐汤为丸。

杰按：亦有阴亏之极，致腿足、腰脊、肝肾部位作热而遗者，又宜填阴固涩，以敛虚阳，非可妄投清火，宜详辨脉证。

导赤散　李濒湖云：一壮年男子，梦遗白浊，少腹有气上冲，每日腰热，卯作酉凉。腰热则手足冷，前阴无气；腰热退，则前阴气动，手足温。又旦多下气，暮多噫气，时振，逾旬必遗，脉弦滑而大。偶投涩药，则一夜二遗，遂用此方大剂煎服，遗浊皆止。

生地　木通　甘草梢

雄按：任脉虚而带下不摄者，往往滋补虽投而不能愈。余以海螵蛸一味为粉，广鱼鳔煮烂，杵丸绿豆大，淡菜汤下，久服无不收功，真妙法也。

求子

《素问》：女子二七而天癸至，任脉通，太冲脉盛，月事以时下，故有子；七七而任脉虚，太冲脉衰少，天癸竭，地道不通，故形坏而无子。

沈按：此求子全赖气血充足，虚衰即无子。故薛立斋云：至要处在审男女尺脉，若右尺脉细，或虚大无力，用八味丸；左尺洪大，按之无力，用六味丸；两尺俱微细或浮大，用十补丸。此遵《内经》而察脉用方，可谓善矣。然此特言其本体虚而不受胎者也。若本体不虚而不受胎者，必有他病。缪仲淳主风冷乘袭子宫，朱丹溪主冲任伏热；张子和主胸中实痰；丹溪于肥盛妇人，主脂膜塞胞；陈良甫谓二三十年全不产育者，胞中必有积血，主以荡胞汤。诸贤所论不同，要皆理之所有，宜察脉辨证施治。荡胞汤在《千金》为妇人求子第一方，孙真人郑重之。

荡胞汤

朴硝　丹皮　当归　大黄　桃仁生用，各三铢　厚朴　桔梗　人参　赤芍　茯苓　桂心　甘草　牛膝　橘皮各二铢　附子六铢　虻虫　水蛭各十枚

上十七味㕮咀，以清酒五升，水五升，合煮取三升，分四服，日三夜一，每服相去三时。更服如前，覆被取微汗。天寒汗不出，着火笼之，必下脓血，务须斟酌下尽，二三服即止。如大闷不堪，可食酢饭冷浆一口，即止。然恐去恶不尽，忍之尤妙。

雄按：子不可以强求也，求子之心愈切，而得之愈难。天地无心而成化，乃不期然而然之事，非可以智力为者。惟有病而碍其孕育之人，始可用药以

治病。凡无病之人，切勿妄药以求子，弄巧反拙，岂徒无益而已耶？纵使有效，而药性皆偏，其子禀之，非夭札，即顽悖。余历验不爽。

又按：荡胞汤虽有深意，其药太峻，未可轻用。惟保胎神佑丸，善舒气郁，缓消积血，不但为保胎之良药，亦是调经易孕之仙丹。每日七丸，频服甚效。余历用有验，最为稳妙。

又按：世有愚夫愚妇，一无所知，而敏于生育者，此方灵皋所谓此事但宜有人欲，而不可有天理也。观于此，则一切求子之法，皆不足凭。况体气不齐，岂容概论！有终身不受孕者；有毕世仅一产者；有一产之后，逾十余年而再妊者；有按年而妊者；有娩甫弥月而即妊者；有每妊必骈胎者；且有一产三胎或四胎者。骈胎之胞，有合有分。其产也，有接踵而下者；有逾日而下者；甚有逾一旬半月而下者。谚云：十个孩儿十样生，是以古人有宁医十男子，莫医一妇人之说。因妇人有胎产之千态万状，不可以常理测也。世之习妇科者，不可不究心焉。

又按：古人五种不男：曰螺、纹、鼓、角、脉，而人多误解。余谓螺乃骡字之讹。骡形之人，交骨如环，不能开坼，如受孕，必以产厄亡。纹则阴窍屈曲，如纹之盘旋，碍于交合，俗谓之实女是也。后人不知骡形之异而改为螺，遂以纹之似螺者，又混于鼓。鼓者，阴户有皮鞔如鼓，仅有小窍通溺而已。设幼时以铅作铤，逐日纴之，久则自开，尚可以人力为也。角则阴中有物，兴至亦有能举者，名曰二阴人，俗云雌雄人是也。脉则终身不行经者，理难孕育，然暗经亦可受胎。钱国宾云：兰谿篾匠之妻，自来无经，而生四子一女。故五种之中，惟三者非人力所能治，而纹、角二种，并不可交也。特考定之，以正相传之讹。又骡形之女，初生时，稳婆技精者，扪之即知。其可男可女之身，名人痾者，亦角类也。

受胎总论

李东璧曰：《易》云：男女构精，万物化生；乾道成男，坤道成女。褚澄言血先至裹精则生男；精先至裹血则生女；阴阳均至，非男非女之身；精血散分，骈胎品胎之兆。《道藏》言月水净后，一、三、五日成男，二、四、六日成女。东垣言血海始净，一、二日成男，三、四日成女。《圣济》言因气而左动，阳资之则成男；因气而右动，阴资之则成女。丹溪乃非褚氏而是东垣，主《圣济》左右之说立论，归于子宫左右之系，可谓悉矣。窃谓褚氏未可非，东垣亦未尽是也。盖褚氏以气血之先后言；《道藏》以日数之奇偶言；东垣以女血之盈亏言；圣济、丹溪以子宫之左右言。各执一见，会而通之，理自得矣。盖独男、独女，可以日数论，骈胎、品胎，亦可以日数论乎？史载一产三子、四子，有半男、半女，或男多、女少，或男少、女多，则一、三、五日为男，二、四、六日为女之说，岂其然哉？褚氏、《圣济》、丹溪，主精血子宫左右之论为有见，而《道藏》、东垣日数之论为可疑矣。王叔和《脉经》，以脉之左右浮沉，辨猥生之男女；高阳生《脉诀》，以脉之纵横逆顺，别骈品之胎形：恐臆度之见，非确论也。

雄按：《阅微草堂笔记》云：夫胎者，两精相搏，翕合而成者也。媾合之际，其情既洽，其精乃至。阳精至而阴精不至，阴精至而阳精不至，皆不能成。皆至矣，时有先后，则先至者气散不摄，亦不能成。不先不后，两精并至，阳先冲而阴包之，则阳居中为主而成男；阴先冲而阳包之，则阴居中为主而成女。此生化自然之妙，非人力所能为。故有一合即成者，有千百合而终不成者，愚夫妇所知能，圣人有所不知能，此之谓矣。端恪后人沈君辛甫云：胎脉辨别处，诚医者所当知。若受妊之始，曷以得男，何缘得女，生化之际，初无一定。诸家议论虽歧,无关损益,置之可也。

辨 胎

《素问》:妇人足少阴脉动甚者,妊子也。

沈按:足少阴,肾脉也。动者,如豆厥厥动摇也。王太仆作手少阴。手少阴脉应在掌后锐骨之后陷者中,直对小指,非太渊脉也,必有所据。全元起作足少阴,候在尺中。《经》云:尺里以候腹中。胎在腹中,当应在尺,此为近理。

又曰:阴搏阳别,谓之有子。

沈按:王注云:阴,尺中也;搏,谓触于手也。尺脉搏击,与寸迥别,则有孕之兆也。

又曰:何以知怀子之且生也?曰:身有病而无邪脉也。

《难经》曰:女子以肾系胞。三部脉浮沉正等,按之不绝者,有妊也。

沈按:叔和云:妇人三部脉浮沉正等,以手按之不绝者,孕子也。妊脉初时寸微,呼吸五至,三月而尺数也,脉滑疾,重以手按之散者,胎已三月也。脉重手按之不散,但疾不滑者,五月也。此即阴搏阳别之义。

言尺脉滑数，寸脉微小，尺与寸脉别者，孕子也。

辨男女胎

王叔和曰：妊脉四月，其脉左疾为男，右疾为女，俱疾为生二子。

又曰：左尺偏大为男；右尺偏大为女；左右俱大产二子。大者如实状，即阴搏之意。尺脉实大，与寸迥别，但分男左女右也。

又曰：左脉沉实为男；右脉浮大为女。

楼全善曰：按丹溪云：男受胎在左子宫；女受胎在右子宫。推之于脉，其义亦然。如胎在左，则气血护胎，必盛于左，故脉左疾为男、左大为男也；胎在右，则气血护胎，必盛于右，故脉右疾为女、右大为女也。亦犹经文阴搏阳别，谓之有子，言胎必在身半之下，气血护胎，必盛于下，故阴尺鼓搏，与阳寸迥别也。

《千金》云：令妊妇面南行，从背后呼之，左回首者是男，右回首者是女。又女腹如箕，以女胎背母，足膝抵腹，下大上小，故如箕。男腹如釜，以男胎向母，背脊抵腹，其形正圆，故如釜也。

沈按：《内经》妊娠数条，惟阴搏阳别，尤为妙谛。

《素问》诊法，上以候上，下以候下。气血聚于上，则寸脉盛；气血聚于下，则尺脉盛，其势然也。试之疮疡，无不验者；况胎在腹中，气血大聚，岂反无征验之理。胎系于肾，在身半以下，故见于尺部。但人脉体不同，有本大者，有本小者，即怀妊时，有见动脉者，有不见动脉者，然尺中或疾或数，总与寸脉迥然有别。细审自得，即左右男女亦然。

受胎时偏左成男，气血聚于左则左重，故呼之则左顾便，脉必形于左尺；受胎时偏右成女，气血聚于右则右重，呼之则右顾便，脉必形于右尺。此一定之理也。至若丹溪男受胎于左子宫，女受胎于右子宫，此是语病，犹言偏于子宫之左，偏于子宫之右耳！原非有二子宫也。惟左男右女，指医人之左右手言，恐未必然。

雄按：诸家之论，皆有至理，而皆有验有不验。余自髫年即专究于此，三十年来，见闻多矣。有甫受孕而脉即显呈于指下者；有半月一月后而见于脉者；有二三月而见于脉者；有始见孕脉，而五六月之后反不见孕脉者；有始终不见于脉者；有受孕后反见弦涩细数之象者；甚有两脉反沉伏难寻者。古人所论，原是各抒心得，奈死法不可以限生人，纸上谈兵，未尝阅历者，何足以语此。惟今春与杨素园大令谈之，极蒙折服，殆深尝此中甘苦也。忆辛丑秋,诊周光远令正之脉,右寸关忽见弦大滑疾,上溢鱼际之象,平昔之脉,未尝见此,颇为骇然。及询起居,诸无所苦,惟汛愆半月耳!余曰:妊也,并可必其为男。继而其父孙际初闻之,诊乃女脉,曰:妊则或然,恐为女孕。余曰:肺象乎天,今右寸脉最弦滑,且见上溢之象,岂非本乎天者亲上耶?孙曰:此虽君子创解,然极有理,究不知瓜红何似耳?迨壬寅夏,果举一男。聊附一端,以为凿凿谈脉者鉴。

妊妇似风 雄按:即子痫证

沈按:妊妇病源有三大纲:一曰阴亏。人身精血有限,聚以养胎,阴分必亏。二曰气滞。腹中增一障碍,则升降之气必滞。三曰痰饮。人身脏腑接壤,腹中遽增一物,脏腑之机栝为之不灵,津液聚为痰饮。知此三者,庶不为邪说所惑。妊妇卒倒不语,或口眼歪斜,或手足瘛疭,皆名中风;或腰背反张,时昏时醒,名为风痉,又名子痫。古来皆作风治,不知卒倒不语,病名为厥,阴虚失纳,孤阳逆上之谓。口眼歪斜,手足瘛疭,或因痰滞经络;或因阴亏不吸,肝阳内风暴动。至若腰背反张一证,临危必见戴眼,其故何欤?

盖足膀胱经太阳之脉，起于目内眥，上额交巅，循肩膊内，夹脊抵腰中。足太阳主津液，虚则经脉时缩，脉缩故腰背反张。《经》云：瞳子高者，太阳不足。谓太阳之津液不足也，脉缩急则瞳子高，甚则戴眼。治此当用地黄、麦冬等药，滋养津液为主。胎前病，阳虚者绝少，慎勿用小续命汤。

雄按：阴虚、气滞二者，昔人曾已言之。痰饮一端，则发前人之未发，因而悟及产后谵妄等证，诚沈氏独得之秘。反复申明，有裨后学之功，不亦多乎！

沈按：钱鹄云正室，饮食起居无恙。一夜连厥数十次，发则目上窜，形如尸，次日又厥数十次，至晚一厥不醒。以火炭投醋中，近鼻熏之，不觉。切其脉，三部俱应，不数不迟，并无怪象。诊毕，伊父倪福增曰：可治否？余曰：可用青铅一斤化烊，倾盆内，捞起，再烊再倾，三次。取水煎生地一两、天冬二钱、细石斛三钱、甘草一钱、石菖蒲一钱服。倪留余就寝书室。晨起见倪复治药，云昨夜服药后，至今止厥六次，厥亦甚轻。故照前方再煎与服，服后厥遂不发。后生一子。计其时，乃受胎初月也。移治中年非受胎者，亦屡效。

吴门叶氏，治一反张，发时如跳虫，离席数寸，发过即如平人。用白芍、甘草、紫石英、炒小麦、南枣，煎服而愈。《捷径方》载一毒药攻胎，药毒冲上，外证牙关紧急，口不能言，两手强直握拳，自汗，身有微热，与中风相似，但脉浮而软，十死一生，医多不识，若作中风治必死。用白扁豆二两，生去皮为末，新汲水调下，即效。

沈按：痰滞经络，宜二陈加胆星、竹沥、姜汁。

初娠似劳

沈按：钱彬安室人，内热咳呛涎痰，夜不能卧，脉细且数，呼吸七至，邀余诊视。问及经事，答言向来不准，今过期不至。余因邻近，素知伊禀怯弱，不敢用药。就诊吴门叶氏，云此百日劳，不治。延本邑浦书亭治疗，投逍遥散，不应；更萎蕤汤，亦不应。曰：病本无药可治，但不药必骇病者，可与六味汤，聊复尔尔！因取六味丸料二十分之一煎服，一剂咳减，二剂热退，四剂霍然。惟腹中觉有块，日大一日，弥月生一女，母女俱安。越二十余年，女嫁母故。后以此法治怀妊咳呛涎痰，或内热或不内热，或脉数或脉不数，五月以内者俱效，五月以外者，有效有不效。

雄按：亦有劳损似娠者，盖凡事皆有两面也。

喘

丹溪云：因火动胎，逆上作喘急者，用条芩、香附为末，水调服。

吕沧洲曰：有妇胎死腹中，病喘不得卧，医以风药治肺。诊其脉，气口盛人迎一倍，左关弦劲而疾，两尺俱短而离经。因曰：病盖得之毒药动血，以致胎死不下，奔迫而上冲，非外感也。大剂芎归汤，加催生药服之，下死胎。其夫曰：病妾有怀，室人见嫉，故药去之，众所不知也。

沈按：外感作喘，仍照男子治，故不录。他病仿此。

王海藏《医垒元戎》曰：胎前病唯当顺气。若外感四气，内伤七情，以成他病，治法与男子同，当于各证类中求之，惟动胎之药，切不可犯。

恶　阻

《金匮》曰：妇人得平脉，阴脉小弱，其人渴，不能食，无寒热，名妊娠。于法六十日当有此证。设有医治逆者，却一月加吐下者，则绝之。

沈按：楼全善云：恶阻谓呕吐恶心，头眩，恶食择食是也。绝之者，谓绝止医药，候其自安也。余尝治一二妊妇呕吐，愈治愈逆，因思“绝之”之旨，停药月余自安。

朱丹溪曰：有妊二月，呕吐，眩晕，脉之左弦而弱，此恶阻因怒气所激。肝气伤，又挟胎气上逆，以茯苓半夏汤下抑青丸。

《千金》**半夏茯苓汤** 治妊娠阻病，心中愦闷，心烦吐逆，恶闻食气，头眩，体重，四肢百节疼烦沉重，多卧少起，恶寒，汗出，疲极，黄瘦。

半夏 生姜各三十铢 干地黄 茯苓各十八铢 橘皮 旋覆花 细辛 人参 芍药 芎䓖 桔梗 甘草各十三铢

上十二味㕮咀，以水一斗，煮取三升，分三服。若病阻，积月日不得治，及服药冷热失候，病变客热烦渴，口生疮者，去橘皮、细辛，加前胡、知母各十二铢；若变冷下利者，去干地黄，入桂心十二铢；若食少，胃中虚生热，大便闭塞，小便亦少者，宜加大黄十八铢，去地黄，加黄芩六铢，余依方服一剂，得下后消息。看气力冷热增损方，更服一剂汤，便急使茯苓丸，令能食，便强健也。忌生冷醋滑油腻。

《千金》**茯苓丸** 服前汤两剂后，服此即效。

茯苓 人参 桂心熬 干姜 半夏 橘皮各一两 白术 葛根 甘草 枳实各二两

上十味，蜜丸梧子大，饮服二十丸，渐加至三十丸，日三次。

杰按：《肘后》不用干姜、半夏、橘皮、白术、葛根，只用五物。又云：妊娠忌桂，故熬。

雄按：胎前、产后，非确有虚寒脉证者，皆勿妄投热剂，暑月尤宜慎之。

又方

青竹茹 橘皮各十八铢 茯苓 生姜各一两 半夏三十铢

上五味，水六升，煮取二升半，分三服。

《千金》**橘皮汤** 治妊娠呕吐，不下食。

橘皮 竹茹 人参 白术各十八铢 生姜一两 厚朴十二铢

上六味，水七升，煮取二升半，分三服。

沈按：费姓妇怀妊三月，呕吐饮食，服橘皮、竹茹、黄芩等药不效。松郡车渭津用二陈汤加旋覆花、姜皮，水煎，冲生地汁一杯，一剂吐止，四剂全愈。一医笑曰：古方生地、半夏同用甚少。不知此方即《千金》

半夏茯苓汤，除去细辛、桔梗、芎䓖、白芍四味。

又按：呕吐不外肝、胃两经病。人身脏腑，本是接壤，怀妊则腹中增了一物，脏腑机栝，为之不灵，水谷之精微，不能上蒸为气血，凝聚而为痰饮，窒塞胃口，所以食入作呕，此是胃病。又妇人既娠，则精血养胎，无以摄纳肝阳，而肝阳易升，肝之经脉夹胃，肝阳过升，则饮食自不能下胃，此自肝病。《千金》半夏茯苓汤中用二陈，化痰以通胃也；用旋覆，高者抑之也；用地黄，补阴以吸阳也；用人参，生津以养胃也。其法可谓详且尽矣。至若细辛亦能散痰，桔梗亦能理上焦之气，芎䓖亦能宣血中之滞，未免升提；白芍虽能平肝敛阴，仲景法，胸满者去之，故车氏皆不用。斟酌尽善，四剂获安，有以也。

雄按：发明尽致，精义入神。

沈按：蔡姓妇恶阻，水药俱吐。松郡医用抑青丸，立效。黄连一味为末，粥糊丸麻子大，每服二三十丸。

又按：肝阳上升，补阴吸阳，原属治本正理。至肝阳亢甚，滴水吐出，即有滋阴汤药，亦无所用，不得不用黄连之苦寒，先折其太甚，得水饮通，然后以滋阴药调之，以收全效。

雄按：左金丸亦妙。

沈按：沈姓妇恶阻，水浆下咽即吐，医药杂投不应。身体骨立，精神困倦，自料必死，医亦束手。一老妇云：急停药，八十日当愈。后果如其言。停药者，即《金匮》绝之之义也。至八十日当愈一语，岂《金匮》六十日当有此证之误耶？不然，何此言之验也。

又朱宗承正室，甲戌秋，体倦吐食，诊之略见动脉，询得停经两月，恶阻证也。述前治法，有效有不效。如或不效，即当停药，录半夏茯苓汤方与之，不效，连更数医。越二旬，复邀余诊。前之动脉不见，但觉细软，呕恶日夜不止，且吐蛔两条。余曰：恶阻无碍，吐蛔是重候。姑安其蛔以观动静，用乌梅丸，早晚各二十丸，四日蛔止，呕亦不作。此治恶阻之变局也，故志之。

妊妇烦名子烦

丹溪云：因胎元壅郁热气所致。

沈按：子烦病因：曰痰、曰火、曰阴亏。因痰者，胸中必满。仲景云：心中满而烦，宜瓜蒂散，此是吐痰法。妊妇禁吐，宜二陈汤加黄芩、竹茹、旋覆花。阴亏火甚者，仲景黄连阿胶汤最妙。

附《医方集解》汪讱庵有竹叶汤一方，治妊娠心惊胆怯，终日烦闷，名子烦。因受胎四五月，相火用事；或盛夏君火大行，俱能乘肺以致烦躁。胎动不安，亦有停痰积饮，滞于胸膈，以致烦躁者。

麦冬钱半　茯苓　黄芩一钱　人参五分　淡竹叶十片

竹叶清烦，黄芩消热，麦冬凉肺。心火乘肺，故烦出于肺。茯苓安心，人参补虚，妊娠心烦，固多虚也。如相火盛者，单知母丸；君火盛者，单黄连丸；神不安者，朱砂安神丸。切不可作虚烦，用栀豉等药治之。一方茯苓为君，无人参，有防风；一方有防风、知母，无人参。有痰者加竹沥。

子悬

严氏紫苏散　许叔微云：治怀胎近上，胀满疼痛，谓之子悬。陈良甫曰：妊至四五月，君相二火养胎，热气逆上，胎凑心胸，腹满痞闷，名曰子悬。用此加黄芩、山栀之类。一方无川芎，名**七宝散**。许叔微云：六七月子悬者用之，数数有验，不十服，胎便近下。

紫苏一钱　腹皮　人参　川芎　橘皮　白芍　当归各三分　甘草一分

锉分三服，水一盏，生姜四片，葱白煎，去渣服。

杰按：去川芎，因避升提之故。

汪讱庵曰：治胎气不和，凑上胸腹，腹满，头疼，心腹腰胁皆痛，名子悬。因下焦气实，相火旺盛，举胎而上，上逼心胸也。每服止用苏叶一钱，当归七分，腹皮以下皆五分，甘草二分，无葱白。心腹痛者，加木香、延胡。

陈来章曰：芎、归、芍药以和其血；苏、橘、大腹以顺其气。气顺血和，则胎安矣。既利其气，复以人参、甘草养其气者。顺则顺其邪逆之气，养则养其冲和之气也。

杰按：延胡动血，恐未可用。

赵养葵有命门虚寒，胎上凑心就暖一说。

沈按：此是百中仅一，非实见虚寒脉证，热药不可尝试。

又郁姓妇怀妊九月，偶因劳动，遂觉腹痛，胎渐升至胸中，气塞不通，忽然狂叫咬人，数人扶持不住，病名子上撞心，即子悬之最重者。用旋覆代赭汤去参、枣，连灌两剂，胎堕得生。又一妇，证亦如之，服前药胎堕而死。

又陆检修正室，子上撞心。江稳婆教磨代赭汁服，遂产两子。一子在上，横于心下，一子撞着上子，故经一昼夜不至撞心，得不死，产下遂安。

葱白汤　治胎上逼心烦闷，又治胎动困笃。《本草》云：葱白通阳安胎。楼全善曰：此方神效，脉浮滑者宜之。葱白二七茎，浓煮汁饮之，胎未死即安，已死即出。未效再服。

陈良甫曰：治一妇孕七个月远归，忽然胎上冲作痛，坐卧不安，两医治之无效，遂云胎已死矣。用蓖麻子研烂，和麝香贴脐中以下之，命在呼吸。召陈诊视：两尺脉绝，他脉和平。陈问二医作何证治之？答云：死胎。陈问何以知之？曰：两尺沉绝，以此知之。陈曰：此说出何书？二医无答。陈曰：此子悬也。若是死胎，却有辨处：面赤舌青，子死母活；面青舌赤吐沫，母死子活；唇舌俱青，子母俱死。今面不赤，舌不青，其子未死，是胎上逼心，宜以紫苏饮。连进至十服，而胎近下矣。

李氏曰：子悬证，火盛极，一时心气闷绝而死，紫苏饮连进可救。若两尺脉绝者，有误服动胎药，子死腹中，则憎寒，手指唇爪俱青，全以舌为证验，芎归汤救之。

雄按：戊申秋，荆人妊八月，而患咳嗽碍眠，鼻衄如射，面浮肢肿，诸药不应。谛思其故，素属阴虚，内火自盛，胎因火动，上凑心胸，肺受其冲，咳逆乃作，是不必治嗽，仍当以子悬治之。因以七宝散去参、芍、生姜,为其胸满而内热也;加生石膏以清阳明之火;熟地黄以摄根蒂之阴,投匕即安。今年冬仲,亦以八月之娠,而悲衰劳瘁之余,胎气冲逆,眩晕嗽痰,脘胀便溏,苔黄口渴。予瓥饮六神汤去胆星、茯苓,加枳实、苏叶、大腹皮以理气开郁;黄芩、栀子、竹茹以清热安胎。一剂知,二剂已。凡子悬因于痰滞者,余每用此法,无不应如桴鼓。

妊娠肿胀

沈按:妊妇腹过胀满,或一身及手足面目俱浮,病名子满,或名子肿,或名子气,或名胎水,或名琉璃胎。但两脚肿者,或名皱脚,或名脆脚。名色虽多,不外有形之水病,与无形之气病而已。何则?胎碍脏腑,机栝不灵。肾者胃之关也,或关门不利,因而聚水,或脾不能散精行肺,或肺不能水精四布,此有形之水病也。又腹中增一物,则大气升降之道窒塞,此无形之气病也。病在有形之水,其证必皮薄色白而亮;病在无形之气,其证必皮厚色不变。说见《内经·胀论》,细玩自明。更有痰滞一证,痰虽水类,然凝聚质厚,不能遍及皮肤,惟壅滞气道,使气不宣通,亦能作肿,其皮色亦不变，故用理气药不应，加化痰之品，自然获效。

徐按：《灵枢·水胀论》曰：水始起，目窠上微肿，如新卧起之状，其颈脉动，时咳，阴股间寒，足胫肿，腹乃大，其水已成矣。以手按其腹，随手而起，如裹水之状，此其候也。肤胀者，寒气客于皮肤之间，鼕鼕然不坚，腹大身尽肿，皮厚，按其腹窅而不起，腹色不变，此其候也。愚按于肤胀言皮厚色不变，则水胀之皮薄色变可知矣。存参。

《千金》**鲤鱼汤**　治妊娠腹胀满，或浑身浮肿，小便赤涩。

沈按：此治有形之水也，以腹胀满为主。身肿溺涩上加一“或”字，乃或有或无之词，不必悉具。

陈良甫曰：胎孕至五六个月，腹大异常，此由胞中蓄水，名曰胎水。不早治，恐胎死。或生子手足软短，宜《千金》鲤鱼汤。盖鲤鱼归肾，又是活动之药，臣以苓、术、姜、橘，直达胞中去水；又恐水去胎虚，佐以归、芍，使胎得养。真神方也。

当归　白芍各一钱　茯苓一钱五分　白术二钱　橘皮红五分　鲤鱼一尾，去鳞肠

作一服，白水煮熟，去鱼，用汁一盏半，入生姜三片，煎一盏，空心服，胎水即下。如腹闷未尽除，再合一服。

《金匮》**葵子茯苓汤** 治妊娠有水气，身重，小便不利，洒淅恶寒，起即头眩。

沈按：此滑利之剂，亦治有形之水。

葵子一斤 茯苓三两

为散，饮服方寸匕，日三服，小便利则愈。

天仙藤散 治妊娠三月成胎之后，两足自脚面渐肿至腿膝，行步艰难，喘闷妨食，状似水气，甚至足指间出黄水者，谓之子气。此元丰中淮南名医陈景初制也。本名香附散，李伯时更名天仙藤散。

沈按：此理气方也。脚面渐肿至腿膝，并足指间黄水出，是水与气同有之证，不得即谓之气病。必皮厚色不变，方是气病，用此方为对证。

天仙藤即青木香藤，洗，略焙 香附炒 陈皮 甘草 乌药 木香

等分锉末，每服五钱，加生姜三片、紫苏五叶，水煎，日三服。肿消止药。

齐仲甫曰：妊娠八九月见脚肿，不必治，当易产，因胎中水血多，不致燥胎故也。若初妊即肿者，是水气过多，儿未成体，恐胎伤坏。

脚肿主男胎。宋少主微行，徐文伯从。见一妊妇不能行，少主脉之曰：此女形也。文伯诊之曰：此男胎也，在左则胎色黑。少主怒，欲破之。文伯恻然曰：臣

请针之。补合谷，泻三阴交，应手而下，男形而色黑。

薛立斋案云：一妊妇腹胀，小便不利，吐逆，诸医杂进温胃宽气等药，服之反吐，转加胀满凑心。验之胎死已久，服下死胎药不能通，因得鲤鱼汤。其论曰：妊妇通身肿满，或心胸急胀，名曰胎水。遂看妊妇胸肚不分，急以鲤鱼汤三五服，大小便皆下恶水，肿消胀去，方得分娩死胎。此证盖因怀妊腹大，不以为怪，竟至伤胎，可不慎哉！

妊娠经来

王叔和曰：妇人月经下，但少，师脉之，反言有娠。其后审然，其脉何类？曰：寸口脉阴阳俱平，营卫调和，寸口脉阴阳俱平，自然营卫调和也。按之则滑，浮之则轻。重按之以候阴分，则滑是有余之象；浮取之以候阳分，则轻是不足之象。窃谓此即阴搏阳别之义。阳明少阴，各如经法。冲隶阳明主血，任隶少阴主精。各如经法，精血无损，是有妊而不堕之象。身反洒淅不欲食，头痛，心乱，呕吐，诸证《经》所谓身有病而无邪脉，妊子也。呼之则微，吸之不惊。阳多气溢，阴滑气盛，滑则多实，六经养成，所以月见。呼出之气微数，吸入之气舒徐不惊，是阳气多溢于外,令阳气不足于内,阴脉滑则阴血内盛,所以月见经来。六经养成句无解,尚须查详。阴见阳精,汁凝胞散,散者损胎。若阴分虚而阳精乘之,胞中必散,方是胎堕。然胞中若散,脉必散而不滑,今脉滑无虞也。设复阳盛,双妊二胎,今阳不足,是故令激经也。设阴阳俱盛必双胎。今气不足而血有余,非双胎,乃激经也。

《产乳集》曰:妊妇月信不绝,而胎不损,问产科熊宗古。答云:此妇血盛气衰,其人必肥。既妊后,月信常来,而胎不动。若便以漏胎治之,则胎必堕;若不作漏胎治,则胎未必堕。宗古之言,诚为有见。然亦有未必因血盛者,荣经有风,则经血喜动,以风胜故也。则所下者,非养胎之血,若作漏胎治,投以滋补,是实实也,胎岂有不堕?若知是风,专以一味风药投之,经信可止,即不服药,胎亦无恙。亦有胎本不固,因房室不节,先漏而后堕胎者,须作漏胎治,又不可不审也!

沈按:妊娠经来,与漏胎不同。经来是按期而至,来亦必少,其人血盛气衰,体必肥壮。漏胎或因邪风所迫,或因房室不节,血来未必按期,体亦不必肥壮。且漏胎之因,不尽风邪、房室,更有血热肝火诸证,不可不察脉辨证。风入脉中,其脉乍大乍小,有时陇起。所云一味治风药,是举卿古拜散。即华佗愈风散。荆芥略炒为末，每服三钱，黑豆淬酒调服。血热证必五心烦热，治以黄芩、阿胶凉血之药。肝火内动，脉必弦数，并见气胀腹痛，治以加味逍遥散见崩证类。房劳证脉必虚，宜人参；或虚而带数，宜六味汤。

虞天民曰：或问妊妇有按月行经而胎自长者；有三五个月间，其血大下而胎不堕者；或及期而分娩；或逾月而始生。其理何欤？曰：按月行经而胎自长者，名曰盛胎。其妇气血充盛，养胎之外，其血有余故也；有数月之胎而血大下，谓之漏胎，因事触胎，动其冲脉，故血下而不伤子宫也。然孕中失血，胎虽不堕，气血亦亏，多致逾月不产。曾见有十二三月、十七八月或二十四五个月生者，往往有之，俱是气血不足，胚胎难长故耳！凡十月之后未产者，当大补气血以培养之，庶无分娩之患。

李氏曰：胎漏自人门下血，尿血自尿门下血。

萧赓六云：胎漏下血，频出无时；尿血溺时方下，不溺则不下。

沈按：尿血，小蓟饮子妙。

雄按：怀孕屡漏之后，气血耗伤，有迟至三四十月而生者。或谓妊娠带下，多主生女，亦大不然也。吴酝香大令五令媳，素患带，婚后带益盛，继渐汛愆，医皆以为带所致也，久投温涩无效。

余诊之，脉甚滑数，以怀麟断，清其胎火而愈，及期果诞一子。

子淋　转胞

杰按：此“淋”字，与俗所云“赤淋”淋字不同。彼指赤带言，系女精；此系指小水言也。

妊妇淋曰子淋。小便不出曰转胞。子淋小便频数，点滴而痛；转胞频数，出少不痛。淋属肝经阴亏火炽；转胞因膀胱被胎压住。膀胱止有一口，未溺时其口向上，口端横一管，上半管即名下焦，下半管即是溺孔。未溺时，膀胱之底下垂如瓶状，其口在上，与下焦直对，溺从下焦渗入，故曰下焦者，别回肠，而渗入膀胱焉。欲溺时，大气举膀胱之底，如倾瓶状，其口向下，从溺孔注出，故曰气化则能出矣。转胞一证，因胎大压住膀胱，或因气虚不能举膀胱之底。气虚者补气，胎压者托胎。若浪投通利，无益于病，反伤正气。

杰按：汪讱庵又谓胞系转戾，脐下急痛为转胞，溲或数或闭，二说小异。

子淋方

生地　阿胶　黄芩　黑山栀　木通　甘草　水

煎服。

丹溪治一妊妇小便不通，令一妇用香油涂手，自产门入，托起其胎，溺出如注。即用人参、黄耆、升麻大剂煎服。又治一妇转胞，用参、归煎服，探吐得愈。

沈按：讱庵载其方名**参术饮**。用当归、熟地黄、芎䓖、芍药、人参、白术、留白、陈皮、半夏、炙甘草，加姜煎，空心服。丹溪论曰：窘胞之病，妇之禀受弱者、忧闷多者、性躁急者、食味厚者，多有之。古方用滑药鲜效，因思胞不自转，为胎被压，胎若举起，胞必自疏，水道自通矣。近吴宅宠人患此，脉似涩，重则弦。予曰：此得之忧患。涩为血少气多；弦为有饮。血少则胎弱不能举；气多有饮，中焦不清而溢，则胎避而就下。乃以上药与饮，随以指探喉中，吐出药汁，候气定，又与之而安。此恐偶中，后治数人皆效。

仲景云：妇人本肥盛，今反羸瘦，胞系了戾，但利小便则愈，宜服肾气丸：以中有茯苓故也；地黄为君，功在补胞。又法：将孕妇倒竖，胞转而小便自通矣。

沈按：汪昂采《本事》**安荣散**，治子淋心烦闷乱。云子淋，膀胱小肠虚热也，虚则不能制水，热则不能通利，故淋。心与小肠相表里，故烦闷。方用人参、甘草之甘以补虚；木通、灯草之渗，滑石之滑，以通淋闭。肺燥则天气不降，而麦冬能清之；肾燥则地气不升，而细辛能润之；血燥则沟渎不濡，而当归能滋之也。亦有因房劳内伤胞门，冲任虚者，宜八珍汤或肾气丸。

下利

《本草纲目》：妊娠下利，用鸡卵一个，乌骨者尤妙，开孔去白留黄。入漂铅丹五钱搅匀，泥裹煨透，研末。每服二钱，米饮下。一服效是男，两服效是女。

沈按：曾试过，有效有不效。然利即不止，而腹痛必缓。

薛立斋云：一妊妇久利，用消导理气之剂，腹内重坠，胎气不安。又用阿胶、艾叶之类不应，用补中益气汤而安。继用六君子全愈。

又云：妊身利下黄水，是脾土亏损，其气下陷也，宜补中汤。

雄按：此下利乃泄泻自利之证，若滞下赤白之痢证，仍当别治。

妊娠腹痛

《金匮》曰：妇人怀妊，腹中㽲痛者，当归芍药散主之。

当归三两　芍药一斤　茯苓四两　白术四两　泽泻半斤　芎䓖三两

上六味为散，取方寸匕，酒和，日三服。

又曰：妊娠腹中痛，为胞阻，胶艾汤主之。

芎䓖　阿胶　甘草各二两　艾叶　当归各三两　芍药四两　干地黄六两

上七味，水五升，清酒三升，合煮取三升，去渣，内胶令消尽，温服一升，日三次。

杰按：严氏用治胎动胎漏、经漏腰痛、腹满抢心，短气加黄耆。讱庵亦谓妊娠下血腹痛为胞阻，主此汤。又曰：又方阿胶一斤，蛤粉炒，艾叶数茎，亦名胶艾汤。治胎动不安，腰腹疼痛，或胎上抢心，去血腹痛。

又曰：怀妊六七月，脉弦发热，其胎愈胀，腹痛恶寒者，小腹如扇。所以然者，子脏开故也，当以附子汤温其脏。

附子　人参　白术　芍药　茯苓

《大全》云：妊娠四五月后，每当胸腹间气刺满痛，或肠鸣，以致呕逆减食。此由忿怒忧思过度，饮食失节所致。蔡元度宠人有子，夫人怒欲逐之，遂成此病。医官王师复处以木香散：莪术、木香、甘草、丁香，盐汤下，三服而愈。

沈按：夏墓荡一妇，丰前桥章氏女也。己卯夏，章氏来请，云怀孕七个月，患三疟痢疾。及诊，病者止云小便不通，腹痛欲死，小腹时有物陇起。至若利疾，昼夜数十起，所下无多，仍是粪水，疟亦寒热甚微。予思俱是肝病。盖肝脉环阴器，抵少腹，肝气作胀，故小腹痛，溺不利，胀甚则数欲大便；肝病似疟，故寒热。予议泄肝法，许其先止腹痛，后利小便。彼云：但得如此即活，不必顾胎。予用川楝子、橘核、白通草、白芍、茯苓、甘草煎服。一剂腹痛止、小便利；四剂疟利尽除，胎亦不堕。以后竟不服药，弥月而产。

雄按：徐悔堂云：秣陵冯学园之内，久患痞痛，每发自脐间策策动，未几遍行腹中，疼不可忍。频年医治，不一其人，而持论各异。外贴膏药，内服汤丸，攻补温凉，备尝不效，病已濒危，谢绝医药。迨半月后，病势稍减；两月后，饮食如常。而向之策策动者，日觉其长，驯至满腹，又疑其鼓也。复为医治，亦不能愈，如是者又三年。忽一日腹痛几死，旋产一男，母子无恙，而腹痞消。计自初病至产，盖已九年余矣。此等奇证,虽不恒见,然为医者,不可不知也。

妊娠腰痛

《大全》曰:妇人肾以系胞,腰痛甚则胎堕,故最为紧要。若闪挫气不行者,通气散;肾虚者,青娥不老丸。总以固胎为主。

通气散方《良方》 破故纸瓦上炒香为末,先嚼胡桃一个,烂后,以温酒调服故纸末三钱,空心服。治妊妇腰痛不可忍,此药最神。

雄按:故纸性热妨胎,惟闪挫暂用,或但服胡桃较妥。

薛立斋云:腰痛因肝火动者,小柴胡汤加白术、枳壳、山栀。

沈按:腰之近脊处属肾;两旁近季胁者属肝。

妊娠腹内钟鸣

《大全》用鼠窟前后土为细末,研麝香,酒调下,立愈。

腹内儿哭

《产宝》云：腹中脐带上疙瘩，儿含口中，因妊妇登高举臂，脱出儿口，以此作声。令妊妇曲腰就地，如拾物状，仍入儿口，即止。又云：用空房中鼠穴土，同川黄连煎汁饮，亦效。

沈按：相传腹内钟鸣，即是儿哭。今人治此，撒豆一把在地，令妊妇细细拾完，即愈。此是妙法。

雄按：此訾言也。王清任曰：初结胎无口时，又以何物吮血养生？既不明白，何不归而谋诸妇。访问的确再下笔，庶不贻笑后人。此说甚精。余尝谓身中之事，而身外揣测，虽圣人亦不免有未必尽然之处。故拙案论证，但以气血寒热言之，固属弇陋，实不敢以己所未信者欺人也。今春与杨素园大令言及，从来脏腑之论，殊多可疑。杨侯叹曰：君可谓读书得间，不受古人之欺者矣。因出玉田王清任《医林改错》见赠。披阅之下，竟将轩岐以来四千余年之案，一日全反，毋乃骇闻？然此公征诸目击，非托空言，且杨侯遍验诸兽，无不斎合。然则昔之凿凿言脏腑之形者，岂不皆成笑柄哉？然泰西《人身图说》一书，流入中国已二百余年，所载脏腑与王说略同。而俞理初未见改错，过信古书，于癸巳类稿内沿袭旧伪。谓中外脏腑迥殊，且云外洋人睾丸有四枚，尤属杜撰欺人。

养胎

杰按：《金匮》云：怀身七月，太阴当养。以此见十月养胎之说，其来久矣。

徐之才曰：妊娠一月名胎胚，足厥阴肝脉养之；二月名始膏，足少阳胆脉养之；三月名始胞，手少阴心主胞络脉养之；四月始受水精以成血脉，手少阳三焦脉养之；五月始受火精以成气，足太阴脾脉养之；六月始受金精之气以成筋，足阳明胃脉养之；七月始受木精之气以成骨，手太阴肺脉养之；八月始受土精之气以成肤革，手阳明大肠脉养之；九月始受石精之气以成毛发，足少阴肾脉养之；十月五脏六腑皆具，俟时而生。

杰按：《人镜经》惟手太阳小肠与手少阴心二经不养者，以其上为乳汁，下主月水也。

雄按：此亦道其常耳！有每妊不足月而产者；有必逾期而产者；有先后不等者，亦不为病也。惟产不足月，而形有未备，或产虽足月，而儿极萎小者，皆母气不足为病。再有身时，须预为调补，自然充备。余邻家畜一母鸡，连下数卵，壳皆软。邻以为不祥，欲杀之。余谓此下卵过多，母气虚也。令以糯米、蛇床子饲之，数日后下卵如常。推之于人，理无二致。

巢元方曰：妊娠受胎，七日一变。堕胎在三、五、七月者多；在二、四、六月者少。三月属心，五月属脾，七月属肺，皆属脏，脏为阴，阴常不足，故多堕耳！如在三月堕者，后孕至三月仍堕，以心脉受伤也，先须调心。五月、七月堕者亦然。惟一月堕者，人不知也。一月属肝，怒则多堕；洗下体，窍开亦堕。一次即堕，肝脉受伤，下次仍堕。今之无子者，大半是一月堕者，非尽不受胎也。故凡初交后，最宜将息，勿复交接以扰子宫，勿令劳怒、勿举重、勿洗浴，又多服养肝平气药，则胎固矣。

丹溪曰：阳施阴化，胎孕以成。血气虚损，不足荣养其胎，则自堕。譬如枝枯则果落，藤萎则花堕。或劳怒伤情，内火便动，亦能动胎。正如风撼其树，人折其枝也。火能消物，造化自然，《病源》乃谓风冷伤子脏而堕，未得病情者也。有孕妇至三四月必堕，其脉左手大而无力，重取则涩，知血少也。止补中气，使血自荣。以白术浓煎，下黄芩末，数十剂而安。因思胎堕于内，热而虚者为多。曰热、曰虚，当分轻重。盖孕至三月，上属相火，所以易堕。不然，黄芩、熟艾、阿胶，何谓安胎妙药耶？

方约之曰：妇人有娠则碍脾，运化迟而生湿，湿生热。丹溪用黄芩、白术为安胎圣药。盖白术健脾燥湿，黄芩清热故也。但妊娠赖血养胎，方内四物去川芎，佐之为尤备耳！

张飞畴曰：古人用条芩安胎，惟形瘦血热，营行过疾，胎常上逼者相宜。若形盛气衰，胎常下坠者，非人参举之不安；形实气盛，胎常不运者，非香砂耗之不安；血虚火旺，腹常急痛者，非归芍养之不安；体肥痰盛，呕逆眩晕者，非二陈豁之不安。此皆治母气之偏胜也。若有外邪，仍宜表散；伏邪时气，尤宜急下，惟忌芒硝，切不可犯。

雄按：条芩但宜于血热之体。若血虚有火者，余以竹茹、桑叶、丝瓜络为君，随证辅以他药，极有效。盖三物皆养血清热而熄内风也。物之坚强，莫如竹皮。《礼》云：如竹箭之有筠是也。皮肉紧贴，亦莫如竹，故竹虽苁而皮肉不相离，实为诸血证之要药。观塞舟不漏可知矣。桑叶，蚕食之以成丝；丝瓜络筋膜联络，质韧子坚，具包罗维系之形。且皆色青入肝，肝虚而胎系不牢者，胜于四物、阿胶多矣。惜未有发明之者！

王海藏曰：安胎之法有二：如母病以致动胎者，但疗母则胎自安；若胎有触动以致母病者，安胎则母自愈。

丹溪云：有妇经住，或成形未具，其胎必堕。察其性急多怒，色黑气实，此相火太盛，不能生气化胎，反食气伤精故也。

又曰：有妇经住三月后，尺脉或涩或微弱，其妇却无病，知是子宫真气不全，故阳不施，阴不化，精血虽凝，终不成形，或产血块，或产血泡也。惟脉洪盛者不堕。

胎动不安

血虚火盛，其妇必形瘦色黑。其胎常上逼者，宜条芩、阿胶。

杰按：前张飞畴说，谓形瘦血热宜条芩，血虚火旺宜归芍，此似将上二条并为一治，想须在胎上逼与腹急痛上分别，未知是否！存参。

气虚妇体肥白，胎常下坠，宜人参。

杰按：体肥白是气虚证据，宜与张说参看。又思体肥白者，未必皆气虚，必肥白而胎下坠，方是形盛气衰也。须辨。存参。

雄按：审属气虚欲堕者，补中益气法甚妙。

形气盛，胎常不运者，宜香、砂。

痰气阻滞，体肥，呕逆眩晕者，宜二陈。

怒气伤肝，加味逍遥散。

毒药动胎，白扁豆二两，生去皮为末，新汲水下。已见“厥逆门”，须合参以辨其证。

交接动胎，其证多呕。饮竹沥一升有验。人参尤妙。

筑磕著胎，恶露已下，疼痛不止，口噤欲绝，用神妙佛手散探之。若不损则痛止，子母俱安；若损胎立便逐下。即芎䓖汤治伤胎，多神效。

胎动下血不绝欲死，《本草纲目》用蜜蜂蜡，如鸡子大，煎三五沸，投美酒半升服，立瘥。冯云：神效。蜡淡而性涩，入阳明故也。

雄按：怀妊临月，并无伤动，骤然血下不止，腹无痛苦者，名海底漏。亟投大剂参、芪，十不能救其一二。此由元气大虚，冲脉不摄，而营脱于下也。

王叔和云：胎病不动，欲知生死，令人摸之，如覆盆者则男；如肘颈参差起者女也。冷者为死，温者为生。

胎死腹中及胞衣不下

《圣济总录》云：胞衣不下，急于胎之未生；子死腹中，危于胎之未下。盖胎儿未下，子与母气，通其呼吸。若子死腹中，胞脏气寒，胎血凝冱，气升不降。古方多用行血、顺气药，及硝石、水银、硇砂之类。然胎已死，躯形已冷，血凝气聚，复以至寒之药下之，不惟无益，而害母命也多矣。古人用药，深于用意。子死之理有二端，用药寒温，各从其宜。如娠妇胎漏，血尽子死者；有坠堕颠扑，内伤子死者；有久病胎萎子死者，以附子汤进三服，使胞脏温暖，凝血流动。盖以附子能破寒气堕胎故也。若因伤寒热证、温疟之类，胎受热毒而死，留于胞中不下者。古人虑其胎受热毒，势必胀大难出，故用朴硝、水银、硇砂之类，不惟使胎不胀，且能使胎化烂，副以行血顺气之药，使胎即下也。

热病胎死腹中，新汲水浓煮红花汁，和童便热饮，立效。《本草经疏》

妊病去胎，大麦芽一升，蜜一升，服之即下。见《千金方》

齐仲甫曰：堕胎后血出不止，一则因热而行；一则气虚不能敛。泻血多者，必烦闷而死。或因风冷堕胎，血结不出，抢上攻心，烦闷而死，当温经逐寒、其血自行。若血淋漓不止，是冲任气虚，不能约制故也，宜胶艾汤加伏龙肝散。

雄按：有无故堕胎而恶露全无者，此血虚不能荣养，如果之未熟而落，血既素亏，不可拘常例而再妄行其瘀也。

问：何以知胎死？曰：面赤舌青，母活子死；面青舌赤，子活母死；面舌俱青，子母俱死。死胎坠胀瘀痛，亦与常产不同。

雄按：吴鞠通曰：死胎不下，不可拘执成方而悉用通法。催生亦然，当求其不下之故，参以临时所现之脉证若何，补偏救弊，而胎自下也。余谓诸病皆尔，不特下死胎也。

又按：《寓意草》有用泻白散加芩、桔以下死胎之案。可见人无一定之病，病非一法可治，药无一定之用，随机应变，贵乎用得其当也。

雄按：许裕卿诊邵涵贞室，娠十七月不产，不敢执意凭脉，问诸情况，果孕非病。但云孕五月以后不动，心窃讶之。为主丹参一味，令日服七钱。两旬余胎下，已死而枯。其胎之死，料在五月不动时。经年在腹不腐而枯，如果实在树，败者必腐，亦有不腐者，则枯胎之理可推也。余谓此由结胎之后，生气不旺，未能长养，萎于胞中，又名僵胎。亦有不足月而自下者，并有不能破胞而自落者，余见过数人矣。若胎已长成，则岂能死于腹中而不为大患，至年余而始下哉？惜许君言之未详也。丹参长于行血，专用能下死胎，凡胎前皆宜慎用。世人谓其功兼四物，以之安胎，因而反速其堕，而人不知之，余见亦多矣。

妊娠药忌

又按：凡大毒、大热及破血、开窍、重坠、利水之药，皆为妊娠所忌。《便产须知》歌曰：蚖青，即青娘子斑蝥水蛭与虻虫，乌头附子及天雄，野葛水银暨巴豆，牛膝薏苡并蜈蚣，三棱莪术赭石芫花麝香，大戟蛇蜕黄雌雄，砒石硝黄芒硝大黄牡丹桂，槐花子同。此药凉血止血，何以孕妇禁服？盖能荡涤子宫之精浊也牵牛皂角同，半夏制透者，不忌南星胆制，陈久者不忌兼通草，瞿麦干姜桃仁木通，硇砂干漆蟹爪甲，地胆茅根与䗪虫。《本草纲目》续曰：乌喙侧子羊踯躅，藜芦茜根，厚朴及薇衔，梲根蔄茹葵花子，赤箭莽草刺猬皮，鬼箭红花苏方木，麦蘖常山蒺藜蝉，锡粉硇砂红娘子即葛上亭长，硫黄石蚕并蜘蛛，蝼蛄衣鱼兼蜥蜴，桑蠹飞生暨樗鸡，牛黄犬兔驴马肉，鳝鲤虾蟆鳖共龟。余又补之曰：甘遂没药破故纸，延胡商陆五灵脂，姜黄葶苈穿山甲，归尾灵仙樟脑续随，王不留行龟鳖甲，麻黄川椒神曲伏龙肝，珍珠犀角车前子，赤芍丹参益母射干，泽泻泽兰紫草郁金，土瓜根滑石自犀角至此，虽非伤胎之药，然系行血通窍之品，皆能滑胎。凡胎元不足，及月份尚少者，究宜审用，余性谨慎，故用药如是。设有故无殒，不在此例及紫薇即凌霄花。又《外科全生集》云：娠妇患疮疡，虽膏药不宜擅贴，恐内有毒药，能堕胎也。夫外治尚宜避忌，况内服乎！故妇人善饮火酒者，每无生育，以酒性热烈，能消胎也。附及之以为种玉者告。

附：泰西诸说见合信氏《全体新论》

女子尻骨盘内，前为膀胱，中为子宫，后为直肠。膀胱溺管一寸，其下为阴道，即产门也。产门肉理横生，可宽可窄，其底衔子宫之口，阴水生焉。

子宫状若番茄，悬挂骨盆之内，长二寸，底阔一寸三分。内空，为三角房，一角在口，两角在底，底角有小孔，底孔有两筋带悬之，此带无力，即有子宫下坠之忧。受胎之后，渐大而圆，七月至脐上，九月至胸下，娩后复缩小。

子宫底左右各出子管一支，与小孔通，长二寸半，垂于子核之侧，不即不离。

子核者，在子宫左右离一寸，向内有蒂，与子宫相连；向外有筋带，与子管相系，形如雀卵，内有精珠十五粒至十八粒不等，内贮精液，是为阴精。女子入月之年，精珠始生，至月信绝，其珠化为乌有。

男精入子宫、透子管、罩子核，子核咸动，精珠迸裂，阴阳交合，复入子宫，结成胚珠，子管渐大，胚珠渐行，数日之内，行至子宫，生胶粒以塞子宫之口，是谓受胎。

雄按：有子宫不受男精者，事后必溢出，终身不孕，殆即核无精珠故耶。

子核之内，裂一珠，成一孕；裂双珠，即孪生。若子宫受孕而胚珠生，十二日生毛，内涵清水，有两小物浮其中，一圆一长，长者人也，积日弥大；圆者养胚之物也，积日弥小。胎盘生，此物即无矣。二十日胚形如大蚁，三十日如牛蝇，长四分，身骨可辨，具有眼膜，三十五日脐带生，四十二日胚有口，四十五日初见四肢，六十日手足全，骨点始生，生有耳鼻，下有肛门，是为受形之始，长一寸。六十五日始生脏腑，九十日见全形，男女可辨，长二寸，胎盘成。至四月，内外皆备，长四寸；五月胎动，六月长六寸，发甲生；七月长八寸，骨节粗成；八月长尺一寸，睾丸由腹落入囊；九月目始开，长尺二寸，十月胎足。

婴儿在胎，肺小肝大，不须呼吸地气，故血之运行与出世不同。妊胎二十日，心已成膜，初见一管渐分两房，渐成四房，上两房有户相通。此出世后不通。胎儿之血来自胎盘，由脐带入，一半入肝，肝逆入心；一半回血总管，上达心右上房，即过左上房，此出世后不通，而落左下房。入血脉总管，先上两手、头脑之内，由回管返心右下房，即自入肺管，透血脉总管之拱，此出世后不通，然后落下身两足。儿必上大下小，以上身先受赤血也。于是复出脐带而达胎盘，改换赤血，轮流不息，盖以胎盘为肺用也。出世后呱呱以啼，肺即开张以呼吸，而心左右两通之户即闭塞，若不闭，紫血与赤血并，儿即死而身青矣。

雄按：《人身图说》云：胎居子宫，以脐带吸取母血以养之，有如树木以根吸取土湿。

胎盘俗名胞衣，乃胚珠之毛，黏子宫内膜，而生其毛，渐变为血管，三月成盘，形圆仅五寸，厚一寸，其体半为孕妇血管，半为胎儿血管。孕妇脉管甚大，衔接儿血管,渗泄精液以养之,脐带一头连胎盘,一头连儿脐,中空成管,外有两脉管绕之。儿生之后,母子血管截然分张,或有胎盘未离,血管半断,则血暴下。

乳者,赤血所生,乳头之管,渐入渐分,如树分支,行至乳核,即与血脉管相接,乳汁由是化成。月水,乃子宫所生之液,以备胎孕之需,非血也。

雄按:所云非血者,言非灌输脉络,荣养百骸之常血,故无孕之时,可以按月而行。然亦藉气血以生化。故气血衰则月水少,若月水过少,则气血亦耗也。

禽不雄而卵,伏而不孵;蛙蛤之属,常雌出卵,雄出其精以护之,身负而行,精不入腹;蚯蚓雌雄相交,两皆成孕;草木以中心为雌,花须为雄,风吹须粉,散落于花心,胶液接之,乃能含仁结子,若去其须即不实。

雄按:螣蛇德而有孕,白鹭视而有胎,造化之理无穷,总不外乎相感而成形也。《新论》又云:中外之人,貌有不同,而脏腑气血无不同者,且说理最精,并非虚揣空谈。爰录如下,以资参考。惟产育有不止十八胎者,其精珠之数,似未可泥。

女科辑要
卷下

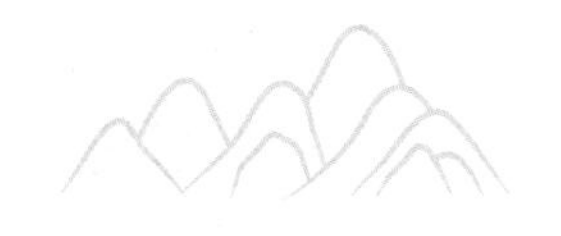

临　产

杰按:《济生产经》曰:胎前之脉贵实,产后之脉贵虚。胎前则顺气安胎,产后则扶虚消瘀。此其要也。丹溪云:产后脉洪数,产前脉细小涩弱,多死。怀妊者,脉主洪数。已产而洪数不改者,多主死。

杨子建《十产论》:一曰正产。二曰伤产,未满月而痛如欲产,非果产也,名为试月,遽尔用力,是谓伤产。三曰催产,正产之候悉见而难产,用药催之,是谓催产。四曰冻产,冬产血凝不生。五曰热产,过热血沸,令人昏晕。六曰横产,儿身半转,遽尔用力,致先露手,令稳婆徐推儿手使自攀耳。七曰倒产,儿身全未得转,即为用力,致先露足,令稳婆推足入腹。八曰偏产,儿未正而用力所致。九曰碍产,儿身已顺,不能生下,或因脐带绊肩,令稳婆拨之。十曰坐产,急于高处系一手巾,令母攀之,轻轻屈足坐身,可产。十一曰盘肠产,临产母肠先出,然后儿生;产后若肠不收,用醋半盏,新汲水七分和匀，噀产母面，每噀一缩，三噀尽收。

孕妇只觉腹痛，未必产；连腰痛者将产，胞系于肾故也。凡腰腹痛，试捏产母手中指中节或本节跳动，方可临盆，即产。

雄按：中指跳动，亦有不即产者，更有腰腹不甚痛，但觉酸坠而即产者。

儿未生时，头本在上，欲生时转身向下，故腹痛难忍。此时妇当正身宽带仰卧，待儿头到了产户，方可用力催下。若用力太早，或束肚倚着，儿不得转身，即有横生、逆生，手足先出之患。

许叔微曰：有产累日不下，服药不验，此必坐草太早，心惧而气结不行也。《经》云：恐则气下，恐则精怯；怯则上焦闭，闭则气逆；逆则下焦胀，气乃不行。得紫苏饮一服便产。方见子悬门。

雄按：难产自古有之。庄公寤生，见于《左传》。故先生如达，不坼不副，诗人以为异征。但先生难而后生易，理之常也，晚嫁者尤可察焉。然亦有虽晚嫁而初产不难者；非晚嫁而初产虽易，继产反难者；或频产皆易，间有一次甚难者。有一生所产皆易，有一生所产皆难者。此或由禀赋之不齐，或由人事之所召，未可以一例论也。谚云：十个孩儿十样生，至哉言乎！若得儿身顺下，纵稽时日，不必惊惶,安心静俟可耳!会稽施圃生茂才诞时,其母产十三日而始下,母子皆安。世俗不知此理,稍觉不易,先自慌张。近有凶恶稳婆,故为恫吓,妄施毒手,要取重价,脔而出之,索谢去后,产母随以告殒者有之,奈贸贸者尚夸其手段之高,忍心害理,惨莫惨于此矣。设果胎不能下,自有因证调治诸法,即胎死腹中,亦有可下之方。自古方书,未闻有脔割之刑,加诸投生之婴儿者。附识于此,冀世人之憬然悟,而勿为凶人牟利之妖言所惑也。但有一种骡形者,交骨如环,不能开坼,名锁子骨。能受孕而不能产,如怀娠,必以娩难死。此乃异禀,万中不得其一。如交骨可开者,断无不能娩者也。方书五种不孕之所谓螺者,即骡字讹也。盖驴马交而生骡,纯牝无牡,其交骨如环无端,不交不孕,禀乎纯阴,性极驯良,而善走胜于驴马,然亦马之属也。《易》曰:坤为马,行地无疆,利牝马之贞,皆取象于此之谓也。人赋此形,而不能安其贞,则厄于娩矣。

催产神方 治胎浆已出,胎不得下,或延至两三日者,一服即产,屡用有神效。

当归四钱 人参一钱 牛膝二钱 川芎一钱 龟板三钱 赭石三钱,研 肉桂一钱,去皮 益母二钱 水煎服。

雄按：此方极宜慎用，夏月尤忌，必审其确系虚寒者，始可服之。通津玉灵汤最妙。余用猪肉一味，煎清汤服，亦甚效。

如神散　路上草鞋一双，名千里马，取鼻梁上绳洗净烧灰，童便和酒调下三钱，神验。武叔卿《济阴纲目》云：于理固难通，于用实灵验。

沈按：千里马得人最下之气，佐以童便之趋下，酒性之行血，故用之良验。此药不寒不热，最是稳剂。

雄按：催生药不宜轻用，必胎近产门而不能即下，始可用之。又须量其虚实，或补助其气血，或展拓其机关，寒者温行；热者清降；逆者镇坠。未可拘守成方而概施也。

《妇人良方》曰：加味芎归汤入龟板，治交骨不开。醋、油调滑石，涂入产门，为滑胎之圣药。花蕊石散治血入胞衣，胀大不能下，或恶露上攻。蓖麻子治胎衣不下。佛手散治血虚危证。清魂散治血晕诸证。失笑散治恶露腹痛，不省人事。平胃散加朴硝，为腐死胎之药。

杰按：佛手散亦下死胎。胎死宜先服此，不伤气血。服此不下，次用平胃朴硝可也。

冻产治验　刘复真治府判女，产死将殓。取红花浓煎，扶女于凳上，以绵帛蘸汤罨之，随以浇帛上，以器盛之，又暖又淋，久而苏醒，遂产一男。盖遇严冬，血凝不行，得温故便产也。

逆产足先出，用盐涂儿足底；横产手先出，涂儿手心。

杰按：盐螫手足，痛便缩入，俗乃谓之讨盐生也。

胞衣不下

急以物牢扎脐带，坠住，使不上升，然后将脐带剪断，使血不入胞，萎缩易下。若未系先断，胞升凑心，必死。

杰按：《保生录》觉胎衣不下，产妇用自己头发塞口中，打一恶心即下。切须放心，不可惊恐，不可听稳婆妄用手取，多致伤生。又以草纸烧烟熏鼻，即下。

芒硝三钱，童便冲服，立效。俞邃良先生目睹。

松郡一老稳婆，包医是证。自带白末药一包，买牛膝二两，同煎去渣，冲童便半杯服，立下。

沈尧封曰：白末药定是元明粉，元明粉即制朴硝也。

产后喜笑不休

一老妪云：产后被侍者挟落腰子使然。用乌梅肉二个，煎汤服，立效。嘉郡钱邻哉目睹。

恶露过多不止

伏龙肝二两，煎汤澄清，烊入阿胶一两服。如不应，加人参。

恶露不来

轻则艾叶及夺命散，重则无极丸。寒凝者，肉桂、红花等药，并花蕊石散。

雄按：产后苟无寒证的据，一切辛热之药皆忌。恶露不来，腹无痛苦者，勿乱投药饵，听之可也。如有疼胀者，只宜丹参、丹皮、玄胡、滑石、益母草、山楂、泽兰、桃仁、归尾、通草之类为治，慎毋妄施峻剂。生化汤最弗擅用。

九窍出血

《汇补》云：九窍出血，死证恒多。惟产后瘀血妄行，九窍出血，有用逐瘀之药而得生者，不可遽断，其必死。此是阅历后之言，不可忽略，虽无方药，其法已具。

黑气鼻衄

郭稽中云：产后口鼻黑气起及鼻衄者，不治。盖阳明为经脉之海，口鼻乃阳明所见之部。黑气鼻衄，是营卫散乱，营气先绝，故不治。薛立斋云：急用二味参苏饮加附子，亦有得生者。

眩晕昏冒

去血过多者，宜重用阿胶，水化，略加童便服；血去不多者，宜夺命散。没药去油二钱，血竭一钱，共研末，分两服，糖调酒下。此条宜与前恶露过多二条参看。

钱姓妇产后发晕，两目不醒。产时恶露甚少，晕时恶露已断。伊夫向邻家讨琥珀散一服，约重二钱许，酒调灌下，即醒。其药之色与香俱似没药，大约即是血竭、没药之方。

庚辰春，吕姓妇分娩。次日患血晕，略醒一刻，又目闭头倾，一日数十发，其恶露产时不少，但亦不断，脉大左关弦硬。用酒化阿胶一两，冲童便服。是夜晕虽少减，而头汗出，少腹痛有形，寒战如疟，战已发热更甚。投没药血竭夺命散二钱，酒调服。寒热、腹痛、发晕顿除。惟嫌通身汗出，此是气血已通，而现虚象。用黄耆五钱，炒归身二钱，甘草一钱，炒枣仁三钱，炒小麦五钱，大枣三个，煎服，汗止而安。

雄按：恶露虽少，而胸腹无苦者，不可乱投破瘀之药。今秋周鹤庭室人，新产而眩晕自汗，懒言，目不能开。乃父何新之视脉虚弦浮大，因拉余商治。询其恶露虽无，而脘腹无患。乃用牡蛎、石英、龟板、鳖甲、琥珀、丹参、甘草、小麦、大枣为剂。复杯即减，数日霍然。此由血虚有素，既娩则营阴下夺，阳越不潜。设泥新产瘀冲之常例，而不细参脉证，则杀人之事矣。

发狂谵语

恶露不来者是血瘀，宜无极丸；恶露仍通者是痰迷，宜六神汤：半夏曲一钱，橘红一钱，胆星一钱，石菖蒲一钱，茯神一钱，旋覆花一钱，水煎滤清服。

一成衣妇，产后半月余，发狂打骂不休，其夫锁之磨上。余付无极丸六钱，分两服，酒下。服毕即愈，越四五日复发，又与六服，后不复发。

丁姓妇产后神昏，谵语如狂，恶露仍通，亦不过多。医者议攻议补不一。金尚陶前辈后至，诊毕曰：待我用一平淡方吃下去看。用杜栝、橘红、石菖蒲等六味，一剂神气清，四剂霍然。此方想是屡验，故当此危证，绝不矜持。归语舍弟赓虞，答曰：此名六神汤。余未考其所自。

甲戌孟春，钱香树先生如君，产后微热痞闷，时时谵语，恶露不断。余用理血药不应，改用六神汤四剂，病去如失。

不能语

武叔卿曰：热痰迷心使然。

胆星一钱　橘红一钱　半夏一钱五分　石菖蒲一钱　郁金一钱

水煎，入竹沥一调羹，生姜汁三小茶匙服。

沈按：神昏不语，有虚有实，当参旁证及脉。

声　哑

按：属肾虚，补肾之中，宜兼温通。

元生地四钱　茯苓二钱　山药一钱五分炒　归身二钱　肉桂五分　远志肉五分炒　水煎服。

呃　逆

虚脱恶候，人参送黑锡丹，十全一二。

杰按：姜用川采萃一册，载黑铅乃水之精，入北方壬癸。凡遇阴火冲逆，真阳暴脱，气喘痰鸣之急证，同桂、附回阳等药用之，立见奇功。即《经》云重剂是也。

又按：姜又载何惟丹先生呃逆治验方云：伤寒呃逆，声闻数家者，用刀豆子数粒，瓦上煅存性为末，白汤调下二钱，立止。又《本草纲目》云：病后呃逆，刀豆连壳烧服。姜云：此方宜入旋覆代赭石汤。

喘

沈按：喘有闭、脱二证。下血过多者是脱证。喉中气促，命在须臾，方书虽有参苏饮一方，恐不及待。恶露不快者是闭证。投夺命丹可定，如不应，当作痰治。此皆急证。更有一种缓者，楼全善所云：产后喘者多死。有产二月，洗浴即气喘，坐不得卧者；五月恶风，得暖稍缓。用丹皮、桃仁、桂枝、茯苓、干姜、枳实、厚朴、桑皮、紫苏、五味、瓜蒌，煎服，即卧，其疾如失，作污血感寒治也。按此亦是痰证，所以能持久；痰滞阳经，所以恶寒。方中着力在瓜蒌、厚朴、枳实、桂枝、茯苓、干姜、五味数味，余皆多赘。

发　热

沈按：产后发热，所因不同，当与证参看。感冒者鼻塞，亦不可过汗，经有夺血无汗之禁，只宜芎归汤；停食者嗳腐饱闷，宜平剂消食；血虚发热，无别证者，脉大而芤，宜归、芪；阴虚者烦渴脉细，宜生地、阿胶。更有一种表热里寒，下利清谷，烦渴恶热，脉微细者，此少阴危证，宜四逆汤。

雄按：暴感发热，可以鼻塞验之。苟胎前伏邪，娩后陡发者，何尝有头疼、鼻塞之形证乎？虽脉亦有不即显露者，惟舌苔颇有可征。或厚白而腻，或黄腻黄燥，或有赤点，或微苔舌赤；或口苦，或口渴，或胸闷，或溲热。此皆温湿、暑热之邪内蕴，世人不察，再饮以糖酒生化汤之类，则轻者重而重者危。不遇明眼，人亦但知其产亡，而不知其死于何病，误于何药也。我见实多，每为太息。其后条之乍寒乍热，亦当如是谛察，庶免遗人夭殃也。

乍寒乍热

武叔卿曰：血闭于阳经，荣卫之行不通则寒；血闭于阴经，荣卫之行不通则热。必瘀通而后寒热自已。

仲景曰：病有洒淅恶寒而复发热者，阳脉不足，阴往乘之；阴脉不足，阳往乘之。

沈按：前条是瘀血，后条是阴阳相乘，甚则俱有战栗者。治瘀血宜夺命丹；调补阴阳，轻则归芪建中，重则桂附八味。

头汗

王海藏云：头汗出至颈而还，额上偏多。盖额为六阳之会，由虚热熏蒸而出也。

沈按：汗出不止，属气血两虚。黄耆炒五钱，白芍酒炒三钱，归身二钱，枣仁炒二钱，炙甘草一钱，小麦炒三钱，南枣肉三钱，煎服，神效。与眩晕条吕姓妇一案参证。

泄泻　滞下

沈按：乙亥初夏，傅木作妇，产时去血过多，随寒战汗出，便泻不止。余用大剂真武，干姜易生姜，两剂，战少定而汗，泻如故。又服两日，寒战复作，余用补中汤去人参，加附子两剂。病者云：我肚里大热，口渴喜饮，然汗出下利，寒战仍不减。正凝神思虑间，其母曰：彼大孔如洞，不能收闭，谅无活理。余改用黄耆五钱炒，北五味四钱捣，白芍三钱炒，归身一钱五分炒，甘草一钱五分炒，茯苓二钱，大枣三个。一剂病减，四剂而愈。

雄按：观此案则可见气虚不能收摄者，宜甘温以补之，酸涩以收之，不可用辛热走泄以助火而食气也。

邹氏妇，产后便泄，余用参附温补药，未效。新城吴敬一诊云：虚寒而兼下陷，用补中益气加熟地、茯苓、桂、附，应手取效。以是知方论内言下虚不可升提，不尽然也。

陆姓妇，产后三日发疹，细而成粒，不稀不密。用荆芥、蝉蜕、鼠粘子等药，一剂，头面俱透。越一日，渐有回意，忽大便溏泄数次，觉神气不宁。问其所苦？曰热，曰渴。语言皆如抖出，脉虚细数，有七至。我师金大文诊之曰：此阳脱证也，属少阴。用生附子三钱，水洗略浸，切片，煠如炒米色，炮姜八分，炒甘草一钱，炒白芍一钱五分，水煎，冲入童便一调羹，青鱼胆汁四小茶匙。因夜中无猪胆，故以此代，羊胆亦可。服毕即睡，觉来热渴俱除。续用黄耆建中汤加丹参、苏木，二剂而安。

产妇恶露不行，余血渗入大肠，洞泄不禁，或下青黑物，**的奇散**极验。荆芥大者四五穗，于盏内燃火烧成灰，不得犯油火，入麝香少许，研匀，沸汤一两呷调下。此药虽微，能愈大病，慎弗忽视！

《千金》**胶蜡汤**　治产后利。黄蜡二棋子大，阿胶二钱，当归二钱半，黄连三钱，黄柏一钱，陈米半升煎汤，煎药服。

便　秘

《金匮》云：亡津液，胃燥故也。

沈按：当用当归、肉苁蓉、生首乌、麻仁、杏仁。不应，用麻仁丸四五十丸。

头　痛

沈按：阴虚于下，则阳易上升，致头痛者，童便最妙。褚侍中云：童便降火甚速，降血甚神，故为疗厥逆头疼之圣药。若血虚受风，宜一奇散，即芎归汤也。

薛按：一产妇头痛，日用补中益气，已三年。稍劳则恶寒内热，拟作阳虚治，加附子一钱于前汤中，数剂不发。

胃脘痛　腹痛　少腹痛

沈按：有血瘀、血虚、停食、感寒、肝气之异。手按痛减者血虚也。按之痛增者，非停食即瘀血；停食则右关脉独实，且有嗳哺气；瘀血则所下恶露必少。得热即减者，感寒也。至若厥阴肝脉，抵小腹，挟胃，又为藏血之脏，血去肝虚，其气易动，一关气恼，陡然脘腹大痛。治法：血虚宜归芪建中；消食惟楂肉炭最妙，兼和血也；消瘀宜夺命散；感寒者，轻则炮姜、艾叶，重则桂、附、茱萸；肝气作痛，养血药中加川楝、橘核苦以泄之，重则乌梅丸，辛散、酸收、苦泄并用。

杰按：一妇产后腹痛，令其夫以手按之，小腹痛尤甚，下恶露而痛仍不减，知其非瘀，乃燥粪也。予药一剂，大便润下而愈。姜用川治验：炮姜五分，丹皮二钱，归身三钱，川芎一钱五分，山楂二钱炒，枳壳一钱五分炒，麻仁二钱杵烂，桃仁泥二钱，生地二钱，炙甘草四分，加研烂松子仁五粒。

萧赓六曰：下血过多，肝经血少腹痛，其脉弦者，以熟地、萸肉为君，加白芍、木瓜、蒺藜，一剂可止。有难产久坐，风入胞门，致腹痛欲绝，其脉浮而弦，续断一两，防风五钱，服之立愈。

腹中虚痛　胸项结核

薛按：一产妇腹中有物作痛，投破气行血药尤甚，肢节胸项各结小核，隐于肉里。此肝血虚也。盖肝为藏血之脏而主筋，血虚则筋急而挛。见于肢节胸项者，以诸筋皆属于节，而胸项又肝之部分也。用八珍、逍遥、归脾加减治验。

小腹痛瘀血成脓

薛案载：一产后小腹作痛，行气破血，不应。脉洪数，此瘀血成脓也。用瓜子仁汤，二剂痛止；更以太乙膏下脓而愈。产后多有此证，虽非痈，用之神效。脉洪数，已有脓；脉但数，微有脓；脉迟紧，但有瘀血，尚未成脓，下血即愈。若腹胀大，转侧作水声，或脓从脐出，或从大便出，宜用蜡矾丸、太乙膏及托里散。凡瘀血宜急治,缓则化为脓,难治。若流注关节,则患骨疽,失治多为坏证。

雄按:《古今医案》载:一妇产后恼怒,左少腹结一块,每发时小腹胀痛,从下攻上,膈间、乳上皆痛,饮食入胃即吐,遍治不效。叶香岩用炒黑小茴一钱,桂酒炒,当归二钱,自制鹿角霜、菟丝子各一钱五分,生楂肉三钱,川芎八分,水煎,送阿魏丸七分,八剂而愈。次用乌鸡煎丸,原方半料,永不复发。又云:消积之方,如桃仁煎,用大黄、虻虫、芒硝;东垣五积丸,俱用川乌、巴霜;《局方》圣散子、三棱煎丸,俱用硇砂、干漆。此皆峻厉之剂,用而中病,固有神效;若妄试轻尝,鲜不败事。试阅叶案"积聚门",并无古方狠药,如《千金》硝石丸,人参、硝、黄并用,丹溪犹以为猛剂,学者但将丹溪治积聚诸案细绎,自有悟处。而黑神丸,生、熟漆并用,尤勿轻试。每见服之误事。因思漆身为癞之言,则飞补之说,其可惑乎!

腰痛

《大全》:产后恶露方行,忽然断绝,腰中重痛下注,两股痛如锥刺入骨。此由血滞经络,不即通之,必作痛疽。宜桃仁汤、五香连翘汤。

沈按：前方不稳，不若用桃仁、红花、地龙、肉桂、没药、当归为妥。

如神汤　治瘀血腰痛。延胡、当归、肉桂等分，水煎服。

沈按：腰痛不见前证者，多属肝肾虚，宜当归、杜仲、补骨脂之类。

遍身疼痛

薛云：以手按之痛甚者，血滞也；按之痛缓者，血虚也。

浮肿

沈按：产后浮肿，先要分水病、气病。水病皮薄色白而亮，如裹水之状；气病皮厚色不变。《经》云：肾者，胃之关也。关门不利，聚水生病。盖产后肾气必损，胃底阳微，不能蒸布津液，通调水道，此聚水之由也。宜肾气汤丸。是证皮薄色白可证。人身营卫之气，通则平，滞则胀。顽痰、瘀血，皆能阻滞气道作肿。是证皮厚色不变，以脉弦者为痰；脉结而芤者为血分证，分别论治用药。更有一种血虚而致气滞者，其肿不甚，色带淡黄，宜归身为君，佐以白术、陈皮、茯苓之类。

咳　嗽

沈按：一妇妊七八个月，痰嗽不止，有时呕厚痰数碗。投二陈、旋覆不应，用清肺滋阴愈甚，遂不服药。弥月而产，痰嗽如故，日夜不寐。三朝后，二陈加胆星、竹沥，吐厚痰数碗，嗽仍不止。更用二陈加旋覆、当归，少减，稍可吃饭。因嗽不减，痰渐变薄，加入生地四钱，食顿减，嗽转甚，通身汗出，脉象微弦。用归身三钱，茯苓二钱，炒甘草一钱，紫石英三钱；因汗欲用黄耆，因嗽不止，推敲半晌，仍用炒黄耆三钱。一服汗止，而嗽亦大减，十剂而安。

口眼㖞斜

丹溪云：必须大补气血，然后治痰。当从左右手脉分气血多少治之。切不可作中风治，用小续命汤治风之药。谓小续命汤等治风之药不可用也。

腰背反张

薛云：产后腰背反张，肢体抽搐，因亡血过多，筋无所养使然。大补气血，多保无虞；若发表祛风，百不全一。

武叔卿云：寒主收引。背项强直，寒在太阳经也。诸家皆主续命汤，此古法也。郭氏不问产后虚实、邪之有无，概用续命，似觉一偏。至薛氏专主亡血过多，非十全大补不可，是或一见，乃《夷坚志》谓以大豆紫汤、独活汤而愈，亦主于风矣。是续命固不为妄也。但本方有麻黄、附子，气血两虚人，不可轻用。而郭氏论，又嘱人速灌，取汗而解，偏不以麻黄为忌，何也？二说俱不可废，临诊时详之。

沈按：仲景论腰背反张为痉。无汗者为刚痉，主以葛根汤；有汗者名柔痉，主以桂枝加葛根汤。桂枝汤乃治中风主方，故有汗之痉属风；葛根汤中用麻黄，麻黄乃散寒主药，故无汗之痉属寒。仲景治少阴伤寒，未见吐利之里证者，用麻黄附子细辛汤、麻黄附子甘草汤微发汗。盖寒邪乘少阴之虚而欲入，急以附子保坎中之阳，而以麻黄散外感之寒，真神方也。小续命汤虽非仲景之制，方中用此二味，正见攻守相须之妙。而叔卿反云：麻、附二味，气血两虚者不可轻用。假使除却麻黄，何以散客寒？除却附子，何以保真阳？特不可用于有汗之柔痉耳！有汗柔痉更有两种：一则因虚而受外来之风；一则血虚则筋急，并无外感之风。有风者，虽汗出，必然恶风，主以华元化愈风散；只血虚而无风者，必不恶风，纯宜补血。

又按：人身气血之外，更有真阳真阴，藏在坎中，亦立命之根基。胎系于肾，肾司二阴。产育之时，下焦洞辟，坎中阴阳有不大损者乎？况背后夹脊四行，俱太阳经脉；太阳之里，即是少阴；脊里一条是督脉，亦隶少阴，此脉急缩，与少阴大有关会。此用麻兼用附之深意也。使置此不讲，徒执气虚、血虚以治产后百病，业医亦觉太易矣！

小续命汤 治产后中风，身体缓急，或顽痹不仁，或口眼㖞斜，牙关紧急，角弓反张。

防风一钱 麻黄去节 黄芩 白芍 人参 川芎 防己 肉桂各七分 附子炮 杏仁各五分 甘草四分，炙

加生姜，水煎服。

华佗愈风散 治产后中风，口噤，牙关紧闭，手

足瘛疭，如角弓状。亦治产后血晕，不省人事，四肢强直；或心眼倒筑，吐泻欲死。此药清神气血脉，其效如神。

荆芥略炒为末，每服三钱，黑豆淬酒调服，童便亦可。口噤擀开灌之，或吹鼻中。

李濒湖曰：此方诸书盛称其妙。姚僧垣《集验方》以酒服，名如圣散，药下可立效。陈氏方名举卿古拜散。萧存敬方用古老钱煎汤服，名一捻金。许叔微《本事方》云：此药委有奇效，神圣之功。一产妇睡久，及醒则昏昏如醉，不省人事，医用此药及交加散。云服后当睡，必以左手搔头。用之果然。昝殷《产宝方》云：此病多因怒气伤肝，或忧气内郁，或坐草受风而成，宜服此药。戴氏《证治要诀》名独行散。贾似道《悦生随抄》呼为再生丹。《指迷方》加当归等分。

沈按：丁丑三月，练塘金虞旬第四媳，产后变证，伊郎来请。先述病状云：上年十月，生产甚健，至十二月初旬，面上浮肿。驱风不应，加麻黄三帖，通身胀肿，小便不利；更用五皮杂治，反加脐凸；更用肉桂五苓，小便略通，胀亦稍减；续用桂附八味，其肿渐消，惟右手足不减。忽一日口眼歪斜，右手足不举，舌不能言，因作血虚治，变为俯不得仰。数日后吐黑血盈盂，吐后俯仰自如。旬余复不能仰，又吐黑血而定，投以消瘀，忽然口闭自开如脱状。伊母一夜煎人参三钱，灌之得醒，醒来索饭吃一小杯。近日又厥，灌人参不醒，已三昼夜矣。余遂往诊，右手无脉，因肿极，不以为怪；左脉浮取亦无，重按则如循刀刃。余曰：此是实证，停参可医。遂用胆星、半夏、石菖蒲、橘皮、天虫、地龙、紫草，水煎，入竹沥、姜汁。一剂知，四剂手足能举。不换方，十二剂能出外房诊脉，诸病悉退，惟舌音未清，仍用前方而愈。金问奇病之源，余曰：人身脏腑接壤，受胎后腹中遂增一物，脏腑之机栝为之不灵，五液聚为痰饮，故胎前病痰滞居半，《千金》半夏茯苓汤，所以神也。至临产时，痰涎与恶血齐出，方得无病；若止血下而痰饮不下，诸病丛生。故产后理血不应，六神汤为要药。此证初起，不过痰饮阻滞气道作肿，血本无病，用五苓、肾气肿减者，痰滞气道，得热暂开故也。久投不已，血分过热，致吐血两次。至若半身不遂，口眼歪斜，舌络不灵，俱是痰滞经络见证，即厥亦是痰迷所致，并非虚脱。故消痰通络，病自渐愈，何奇之有？

雄按：此等卓识，皆从阅历而来。朱生甫令郎仲和之室，娩后患此，医治不能除根，再产亦然，延已数年，继复怀妊，病发益频。余用大剂涤痰药，服月余，产后安然，病根竟刈。

震泽一妇，产后十余日，延我师金大文诊视，余从。据述新产时，证似虚脱，服温补药数剂，近日变一怪证：左边冷，右边热，一身四肢尽然，前后中分，冷则如冰，热则如炭，鼻亦如之，舌色左白，右黑。师问曰：此是何病？用何方治？余曰：书未曾载，目未曾睹，不知应用何方。师曰：奇证当于无方之书求之。《经》不云乎？左右者，阴阳之道路也；阴阳者，水火之征兆也。败血阻住阴阳升降道路，不能旋转，阳盛处自热，阴盛处自寒，所以偏热偏寒。用泽兰、楂肉、刘寄奴、苏木、桃仁、琥珀等药两剂，病热减半，继服不应。遂更医杂治，以致不起。由今思之，此证不但血阻，必兼痰滞。我师见及阻住阴阳升降道路，病源已经识出，特跳不出产后消瘀圈子耳！倘通瘀不应，即兼化痰，或者如前案金妇得起，未可知也。此时彭尚初学，我师见识过人，特未悟彻痰滞一证，惜哉！

薛按：郭茂恂嫂金华君，产七日不食，始言头痛，头痛已又心痛作，既而目睛痛如割刺，更作更止，相去无瞬息间。每头痛，欲取大石压，良久渐定；心痛作，则以十指抓臂，血流满掌；痛定目复痛，复以两手自剜目。如是十日不已，众医无计。进黑龙丹半粒，疾少间。中夜再服，乃瞑目寝如平时。至清晨下一行，约三升许，如蝗虫子，病减半。巳刻又行如前，痛尽除。

黑龙丹 治产难及胞衣不下，血迷血晕，不省人事，一切危急恶候垂死者，但灌药得下，无不全活。

当归 五灵脂 川芎 良姜 熟地各二两剉碎，入炒锅内，纸筋盐泥固济，火煅过 百草霜一两 硫黄 乳香各二钱 琥珀 花蕊石各一钱

为细末，醋糊丸，如弹子大。每用一二丸，炭火煅红，投入生姜自然汁中，浸碎，以童便合酒调灌下。

小便不通

《产乳集》：用盐填脐中令平，葱白捣，铺一指厚，安盐上，以艾炷饼上灸之。觉热气入腹内，即通，最灵。

沈按：此法不效，必是气虚不能升举。黄耆补气之中，已寓上升之性，用以为君五钱；麦冬能清上源，用以为臣一钱五分；白通草通利达下，用以为佐八分。水煎服一剂，可效。

尿血

《大全》云：产妇尿血，面黄，胁胀少食，此肝木乘

脾土也。用加味逍遥散、补中汤，煎服，可愈。

尿胞被伤小便淋沥

丹溪云：尝见收生者不谨，损破产妇尿脬，致病淋漓，遂成废疾。有一妇，年壮难产得此。因思肌肉破伤在外者，皆可补完；脬虽在里，谅亦可治。遂诊其脉，虚甚。予曰：难产之由，多是气虚，产后血气尤虚，试与峻补。因以参、芪为君；芎、归为臣；桃仁、陈皮、茯苓为佐；以猪羊脬煎汤，极饥时饮之。但剂小，率用一两，至一月而安。盖令气血骤长，其脬自完，恐少缓亦难成功矣。

又产时尿胞被伤，小便淋沥，用二蚕茧，烧存性为末，服一月可愈。缪德仁治验。

玉门不闭

薛立斋云：气血虚弱，十全大补汤主之。

玉门肿胀焮痛

薛云：是肝经虚热，加味逍遥散主之。

坐草过早，产户伤坏，红肿溃烂，痛不可忍。用蒸包子笼内荷叶，煎汤洗，日三次，两日可愈。缪德仁治验

阴　脱

陈无择云：产后阴脱，如脱肛状，及阴下挺出，逼迫肿痛，举动、房劳即发，清水续续，小便淋沥。硫黄、乌贼骨各二两，五味子二钱半，为末掺之，日三次。

子宫下坠

丹溪云：一妇产子后，阴户下一物，如合钵状，有二歧。其夫来求治。予思之；此子宫也，必气血弱而下坠。遂用升麻、当归、黄耆几帖与之。半日后，其夫复来云：服二次后，觉响一声，视之已收入阴户。但

因经宿,干着席上,破一片如掌心大者在席。某妻在家哭泣,恐伤破不复能生。予思此非肠胃,乃脂膜也。肌肉破尚可复完,若气血充盛,必可生满。遂用四物汤加人参,与百帖。三年后,复有子。

治子宫下坠。黄耆一钱半,人参一钱,当归七分,升麻三分,甘草二分,作一帖,水煎食前服。外用五倍子末泡汤洗,又用末敷之,如此数次。宜多服药,永不下。

产户下物

丹溪云:一妇三十余岁,生女二日后,产户下一物如手帕,下有帕尖,约重一斤。予思之:此因胎前劳乏伤气,或肝痿所致。却喜血不甚虚耳!其时岁暮天寒,恐冷干坏了,急与炙黄耆二钱,人参一钱,白术五分,当归一钱半,升麻五分,三帖连服之,即收上,得汗通身方安。但下翳沾席处,干者落一片,约五六两重,盖脂膜也。食进得眠,诊其脉皆涩,左略弦,视其形却实。与白术、白芍各半钱,陈皮一钱,生姜一片,煎二三帖以养之。

水道下肉线

一产后水道中，下肉线一条，长三四尺，动之则痛欲绝。先服失笑散数帖，次以带皮姜三斤研烂，入清油二斤，煎油干为度，用绢兜起肉线，屈曲于水道边，以前姜熏之，冷则熨之。六日夜缩其大半，二六日即尽入。再服失笑散、芎归汤调理之。如肉线断，则不可治矣。

乳汁不通

涌泉散 山甲炮研末，酒服方寸匕，日二服；外以油梳梳乳即通。见《经疏》

陈自明《妇人良方》曰：予妇食素，产后七日，乳汁不行。赤小豆一升，煮粥食之，当夜即行。一妇乳汁不行，煎当归八钱服，即通。王不留行、白通草、穿山甲是要药。

回　乳

无子吃乳，乳不消，令人发热恶寒。用大麦芽二两，炒为末，每服五钱，白汤下。丹溪

乳头碎裂

丹溪：老黄茄子，烧灰敷之。《纲目》：丁香末敷之。

吹　乳

缪仲淳云：妒乳、内外吹乳、乳岩、乳痈，不外阳明、厥阴两经之病，橘叶最妙。又用生半夏一个，研末，生葱头一段，研裹，左右互塞鼻，神验。又于山中掘野芥菜去叶用根，洗净捣烂，无灰酒煎数滚，饮一二次，即以渣遏患处。凡乳痈未成，或肿或硬、或胀痛者，无不立消，屡治经验。野芥菜一名天芥菜，又名鹦哥草，似芥菜而略矮小，其根数出如兰根，用以治乳，

想其形似乳囊也,故用有验。春甫附载

乳痈红肿方发

活小鲫鱼一尾,剖去肠,同生山药寸许,捣烂涂之,少顷发痒即愈。屡验。无山药,即芋艿亦可。

乳痈已成

胡桃膈瓦上焙燥研末,每服三钱,红糖调匀,温酒送下,三服,无不痊愈。

又方:用玫瑰花五七朵干者亦可,醇酒煎服;烫酒极热,冲服亦可;即以花瓣摘散,铺贴患处,三两次可愈,即已成硬块者,亦可消散。曾经活验数人。陈载安附识。

乳　岩

坎炁,洗净切薄,焙燥研末,日吃一条,酒下。约二十条效。此缪德仁治验，半年以内者效。

又狗粪、东丹、独囊蒜，三味捣匀，摊布上，勿用膏药令粘。贴上微痛，数日可愈。

沈按：乳岩初起，坚硬不作脓；其成也，肌肉叠起，形似山岩。病起抑郁，不治之证。方书云：桃花开时死，出鲜血者死。余见一妇患此已四年，诊时出鲜血盈盂，以为必死。日服人参钱许，竟不死。明年春桃花大放，仍无恙，直至秋分节候方毙。此妇抑郁不得志，诚是肝病。然不死于春而死于秋，何哉？岂肝病有二：其太过者死于旺时；其不及者，死于衰时耶！此证本属肝病，缪以坎炁补肾而愈，亦理之不可解者。

雄按：吴鞠通云：当归、芎䓖，为产后要药，然惟血寒而滞者为宜，若血虚而热者，断不可用。盖当归香窜异常，甚于麻、辛，急走善行，不能静守，止能运血，衰多益寡。如亡血液亏，孤阳上冒等证，而欲望其补血，不亦愚哉！芎䓖有车轮纹，其性更急于当归。盖特性之偏，长于通者，必不长于守也。世人不敢用芍药而恣用归、芎，何其颠倒哉？余谓今人血虚而热者为多，产后血液大耗，孤阳易浮。吴氏此言，深中时弊。又论《达生编》所用方药，未可尽信。先得我心之同然者。详见《解产难》，医者宜究心焉！

热入血室

仲景《伤寒论》云：妇人伤寒发热，经水适来，昼日明了，暮则谵语，如见鬼状者，此为热入血室，无犯胃气及上二焦，必自愈。

又妇人中风，发热恶寒，经水适来，得之七八日，热除而脉迟身凉，胸胁下满如结胸状，谵语者，此为热入血室也。当刺期门，随其实泻之。

又妇人中风，七八日，续得寒热，发作有时，经水适断者，此为热入血室，其血必结，故使如疟状，发作有时，小柴胡汤主之。

沈按：论言勿犯胃气及上二焦者，谓不可攻下，并不可吐汗也。然有似是实非之证，不可不辨。

陈良甫曰：脉迟身凉而胸胁下满，如结胸状，谵语者，当刺期门穴。下针病人五吸，停针良久，徐徐出针。凡针期门穴，必泻勿补。肥人二寸，瘦人寸半。

许学士治一妇，病伤寒，发寒热，遇夜则如见鬼状，经六七日，忽然昏塞，涎响如引锯，牙关紧急，瞑目不知人，病势危困。许视之曰：得病之初，曾值月经来否？其家云：经水方来，病作而经遂止，后一二日发寒热，昼虽静，夜则见鬼，昨日不省人事。许曰：此是热入血室证，医者不晓，以刚剂与之，故致此。当先化痰，后治其热。乃急以一呷散投之，两时许，涎下得睡，即省人事；次投以小柴胡汤加生地，二服而热遂除，不汗而自解。

又一热入血室证，医用补血调气药，治之数日，遂成血结胸，或劝用前药。许曰：小柴胡已迟不可行矣，刺期门则可。请善针者治之，如言而愈。或问何为而成血结胸？许曰：邪气乘虚入于血室，血为邪所迫，上入肝经，则谵语见鬼；复入膻中，则血结于胸中矣。故触之则痛，非药可及，当用刺法。

一妇热多寒少，谵语夜甚，经水来三日，病发而止。本家亦知热入血室，医用小柴胡数帖病增，舌色黄燥，上下齿俱是干血。余用生地、丹皮、麦冬等药，不应，药入则干呕，脉象弱而不大。因思弱脉多火，胃液干燥，所以作呕，遂用白虎汤加生地、麦冬，二剂热退神清。唯二十余日不大便为苦，与麻仁丸三服，得便而安。

一室女，发热经来，医用表散药增剧，谵语夜甚。投小柴胡不应，夜起如狂；或疑蓄血，投凉血消瘀药，亦不应。左关脉弦硬搏指，询知病从怒起。因用胆草、黄芩、山栀、丹皮、羚羊角、芦荟、甘草、归身等药煎服，一剂知，四剂愈。

张仪表令爱，发热经来，昏夜谵语，如见鬼状，投小柴胡增剧。询其病情，云醒时下体恶寒即愦，时亦常牵被敛衣。因悟此证平素必患带下，且完姻未久，隐曲之事，未免过当；复值经来过多，精血两亏，阴阳并竭。其恶寒发热，由阴阳相乘所致，非外感热邪深入也。误投发散清热，证同亡阳。《伤寒论》云：亡阳则谵语。《内经》云：脱阳者，见鬼是也。因用肾气丸，早晚各二钱，神气即清。随以苁蓉易附、桂，数剂全愈。此即前所云似是实非之证，不可不辨也。尧封自记。

咽　哽

《金匮》云：妇人咽中如有炙脔，半夏厚朴汤主之。《千金》所云：咽中帖帖如有炙肉，吐之不出，吞之不下是也。

半夏厚朴汤　半夏一升　厚朴三两　茯苓四两　生姜五两　苏叶二两

水煎分四服，日三夜一。

脏　躁

《金匮》云：妇人脏躁，悲伤欲哭，象如神灵所作，数欠伸，甘麦大枣汤主之。

甘草三两　小麦一斤　大枣十枚　水煎分三服

阴　寒

妇人阴寒，温阴中，坐药蛇床子散主之。

蛇床子末，以白粉少许，和合相得如枣大，绵裹纳之。

阴　吹

胃气下泄，阴吹而正喧，此谷气之实也。猪膏发煎导之。

猪膏半斤，乱发如鸡子大三枚，和膏中煎之，发消药成，分再服。

雄按：阴吹亦妇人恒有之事，别无所苦者，亦不为病。况属隐微之候，故医亦不知耳。俗传产后未弥月而啖葱者，必患此。惟吹之太喧，而大便难燥，乃称为病。然仲圣但润其阳明之燥，则腑气自通，仍不必治其吹也。

阴　痒

善邑西门外三里，有妇阴中极痒难忍。因寡居，无人转述，医者莫知病情，治皆不效。至苏就叶天士诊，微露其意。叶用蛇床子煎汤洗，内服龟鹿二仙胶，四日而愈。

阴蚀有用猪肝煮熟，削如梃，钻孔数十，纳阴中，良久取出，必有虫在肝孔内；另易一梃纳之，虫尽自愈。亦良法也。

雄按：尚有阴挺一证，用飞矾六两，桃仁一两，五味子、雄黄各五钱，铜绿四钱，末之，炼蜜丸，每重四钱，即以方内雄黄为衣，坐入玉门。重者二次必愈。

王宇泰《女科证治准绳》序云：妇人有专治方，旧矣。史称扁鹊过邯郸，闻贵妇人，即为带下医，语兼长也。然带下，直妇人一病耳！调经杂证，怀子免身，患苦百出，疗治万方，一带宁遽尽之乎？世所传张长沙《杂病方论》三卷，妇人居一焉。其方用之奇验，奈弗广何？孙真人著《千金方》，特以妇人为首。盖易基乾坤，《诗》首关雎之义。其说曰：特须教子女学习此三卷妇人方，令其精晓，即于仓卒之秋，何忧畏也。而精于医者，未之深许也。唐大中初，白敏中守成都，其家有因娩乳死者，访问名医，得昝殷备集验方三百七十八首以献，是为《产宝》：宋时濮阳李师圣得产论二十一篇，有说无方；医学教授郭稽中以方附焉；而陈无择于《三因方》评其得失详矣；婺医杜荍又附益之，是为《产育宝庆集》。临川陈自明良甫，以为诸书纲领散漫而无统，节目简略而未备，医者局于简易，不能深求遍览。有才进一方不效，辄束手者；有无方可据，揣摩臆度者。乃采摭诸家之善，附以家传验方，编葺成篇。凡八门，门数十余体，总三百六十余论，论后列方。纲领节目，灿然可观，是为《大全良方》。《良方》出而闺阁之调治，将大备矣。然其论多采巢氏《病源》，什九归诸风冷，药偏犷热，未有条分缕析其宜否者。近代薛己新甫，始取良方增注，其论酌寒热之中，大抵依于养脾胃补气血，不以去病为事，可谓救时之良医也已。第陈氏所葺，多上古专科禁方，具有源流本末，不可没也！而薛氏一切以己意芟除变乱，使古方自此湮没，余重惜之。故于是编附存陈氏之旧，而删其偏驳者，然亦存十之六七而已。至薛氏之说则尽收之，取其以养正为主，且简而易守，虽女子学习无难也。若易水瀫水师弟，则后长沙而精于医者，一方一论，具掇是中，乃他书所无，有挟是而过邯郸，庶无道少之患哉！其积德求子，与夫安产、藏衣、吉凶、方位，皆非医家事，故削不载云。

雄按：若带下，直妇人一病耳，未必人人病此。何以扁鹊闻贵妇人，即为带下医？缘带下本女子生而即有之事，原非病也。后人以带脉不主约束一言，遂以女人之遗浊，称为带下之证。然则扁鹊之为带下医，犹今之幼科自称痘医也。痘虽幼科之一证，而亦人人必有之事，且世俗无不贵小儿者，所以人多乐为痘医耳！

集　方

集方　论中所列各方，有彼此互见者，集录于此，以便简阅，其专治者不复赘。

补 养

门类及分两、炮制，半参汪讱庵《医方集解》所录。

六味丸钱仲阳 治肝肾不足，真阴亏损，精血枯竭。

地黄砂仁酒拌，九蒸九晒，八两 山茱萸酒润，四两 山药四两 茯苓乳拌 丹皮 泽泻各三两

蜜丸，空心盐汤下，冬酒下。

六味地黄汤 治同上。

八味丸崔氏

前方加肉桂、附子各一两，名桂附八味丸。治相火不足，尺脉弱者宜之。亦治妇人转胞。前方加黄柏、知母各二两，名知柏八味丸。治阴虚火盛，尺脉旺者宜之。

肾气丸《金匮》

桂附八味丸加车前、牛膝，剂用地黄四两，山药以下皆一两，茯苓三两，附子五钱，制。

杰按：《金匮要略》用桂枝，无车前、牛膝，治妇人转胞；此名加味肾气丸，系治水肿。

青娥不老丸《集解》只名青娥丸，未知是一是二。治肾虚腰痛。

破故纸十两，酒蒸为末 胡桃肉十二两，去皮研烂

杜仲一斤，炒去丝　生姜　炒蒜各四两

蜜调为丸。

又：丹溪青娥丸只用故纸四两，杜仲四两，炒，生姜二两半，炒，胡桃肉三十个，蜜丸桐子大，每服四五十丸，盐酒下。

黑锡丹　治阴阳不升降，上盛下虚，头目眩晕。

黑铅二两　硫黄二两

将铅熔化，渐入硫黄，候结成片，倾地上，出火毒，研至无声为度。

参苓白术散　治脾胃虚弱，饮食不消，或吐泻。

人参　白术土炒　茯苓　甘草炙　山药炒　扁豆炒　薏仁炒　莲子肉去心，炒　陈皮　砂仁　桔梗

为末，每三钱，枣汤或米饮调服。

八珍汤　治心肺虚损，气血两虚。心主血，肺主气。四君补气，四物补血。

人参　白术土炒　茯苓　甘草　当归酒洗　生地　芍药　芎䓖

十全大补汤　八珍再加黄耆，以助阳固表，加肉桂以引火归元。《金匮》曰：虚者十补，勿泻之是也。

补中益气汤东垣　治一切清阳下陷，中气不足之证。

黄耆蜜炙，一钱半　人参　甘草一钱，炙　白术土炒

陈皮留白　当归五分　升麻　柴胡三分

姜三片，枣二枚，煎。

归脾汤《济生》　治心脾受伤，不能摄血，致血妄行，及妇人带下。

人参　白术土炒　茯神　枣仁炒　龙眼肉二钱　黄耆一钱半，炙　当归酒洗　远志一钱　木香　甘草五分，炙

姜枣煎。

四物汤　治一切血虚及妇人经病。

当归酒洗　生地黄　芍药各二钱，炒　芎䓖一钱半

奇效四物汤　治失血内崩。

当归酒洗　熟地黄　芍药炒　川芎　阿胶　艾叶　黄芩炒，各一钱

芎归汤一作归芎汤，未知是一是二，须考。　治产后血虚头痛，胎动下血，服此即安；子死腹中，服此即下。催生神效，亦名当归汤。若腹疼加桂，腹痛自汗，头眩少气，加羊肉。

当归三五钱　川芎二钱

若为末，名佛手散，又名一奇散，又名君臣散。又有神妙佛手散，未考。

加味芎归汤　川芎、当归各一两，日死龟版一具，酥炙，生过男女，妇人头发一握，烧存性。治分娩交骨不

开，或五七日不下垂死者。每用一两，水煎服，良久自下。

当归芍药散《金匮》 治怀妊腹中疞痛。

当归三两 芍药一斤 茯苓四两 白术四两 泽泻半斤 芎䓖三两

上六味，为散，取方寸匕酒和，日三服。

胶艾汤《金匮》 治妇人冲任虚损，经水淋沥，及血虚下痢，并妊娠腹痛，为胞阻。

当归三两 芍药四两 干地黄六两，熟 芎䓖二两 艾叶三两 阿胶 甘草各二两

上七味，以水五升，清酒三升，合煮取三升，去渣，纳胶令消尽，温服一升，日三。

仲景黄连阿胶汤 治伤寒少阴病，得之二三日以上，心烦不得卧。

黄连四两 黄芩一两 芍药二两 阿胶三两 鸡子黄二枚，生用

杰按：阴气为阳热所灼也。用此以收摄其欲亡之微阴，故沈谓：子烦阴虚火盛者，宜服此。

祛寒

大建中汤《金匮》 治心胸中大寒痛，呕不能饮食，腹中寒气上冲，皮起出见有头足，上下痛而不可近者。

杰按：心为阳，寒为阴，寒乘于心，阴阳相激，故痛。寒乘于脾，脾冷不消水谷，心脾为子母之脏，为邪所乘，故痛而呕，复不能饮食也。

蜀椒二合　干姜四两　人参二两

煎，去滓，入饴糖一升，微煎温服。

杰按：阳受气于胸中，阳虚则阴邪得以中之，阴寒之气逆而上冲，横格于中焦。故见高起痛，呕不可触近之证。蜀椒辛热，入肺散寒，入脾暖胃，入肾门补火；干姜辛热，通心助阳，逐冷散逆；人参甘温，大补脾肺之气；饴糖甘能补土，缓可和中，所以大祛下焦之阴，而复上焦之阳也。

小建中汤仲景　治伤寒阳脉涩，阴脉弦，腹中急痛。伤寒二三日，心悸而烦。通治虚劳悸衄，里急腹痛，梦遗失精。

杰按：三阴下利而腹痛者，里寒也。宜温也，四逆汤、附子理中汤。肠鸣泄泻而痛者，里虚有寒也，宜小建中温中散寒。悸者，阳气虚也；烦者，阴血虚也，与此汤先建其里，倍芍药者，酸以敛阴，阴收则阳归附矣。喻嘉言曰：虚劳病至于亡血失精，精血枯槁难为方矣。急宜建其中脏，使饮食进而阴血旺，故但用稼穑作甘之味，生其精血，而酸辛咸苦，绝所不用，舍是无良法也。

桂枝 生姜三两 甘草一两，炙 大枣十二枚 芍药六两

入饴糖一升，微火解服。此即桂枝加芍药汤，唯药味厚薄耳。其不名桂枝加芍药，而名建中，以饴糖为君也。今人用建中者不用饴糖，失仲景遗意矣。不去姜桂，所以散邪。吴鹤皋曰：桂枝当是桂，桂枝味薄，用以解表，桂味厚，用以建里。

黄耆建中汤《金匮》 治虚劳诸不足。《准绳》曰：血不足而用芪，芪味甘大能生血，此仲景之妙法。盖稼穑作甘，甘能补胃，胃为气血之海，气血所从生也。即补血汤，芪五倍于当归之义。

即前方加黄耆两半，黄耆易当归，名当归建中汤。治产后虚羸不足，腹中痛引腰背，小腹拘急。若崩伤不止，加地黄、阿胶。

理中汤仲景 治伤寒太阴病，自利不渴，寒多而呕，腹痛粪溏，脉沉无蛔，或厥冷拘急，或结胸吐寒蛔，及感寒霍乱。

白术陈壁土炒，二两 人参 干姜炮 甘草一两，炙

每服四钱。本方等分蜜丸，名理中丸。

附子理中汤 治中寒腹痛、身痛，四肢拘急。即前方三两，加附子一枚。

补中汤 治泄泻，泄不已者加附子。理中汤加陈

皮、茯苓；改加青皮、陈皮，名治中汤。治太阴伤寒，腹满痞闷。兼食积者。

四逆汤仲景　治三阴伤寒，身痛腹痛，下利清谷，恶寒不汗，四肢厥冷，或反不恶寒，面赤烦躁，里寒外热，或干呕，或咽痛，脉沉微细欲绝。

附子一枚，全用　干姜一两　甘草二两

冷服。面赤者，格阳于上也，加葱九茎以通阳；腹痛者，真阴不足也，加芍药二两以敛阴；咽痛，阴气上结也，加桔梗一两以利咽止痛；脉不出，加人参二两以助阳补气血；呕吐，加生姜二两以散逆气。上皆通脉四逆汤加减之法。

真武汤仲景　治少阴伤寒腹痛，小便不利，四肢沉重疼痛，自下利者，此为有水气，或咳或呕，或小便利；及太阳病发汗，汗出不解仍发热、心悸、头眩，筋惕肉瞤，振振欲擗地，气寒恶寒。此亦肾中阳虚见症，仍属少阴。方名真武，盖取固肾之义。

附子一枚，炮　白术二两，炒　茯苓三两　芍药三两，炒　生姜三两

水寒相搏，咳者加五味子、细辛、干姜；小便利去茯苓；下利去芍药，加干姜；呕去附子，加生姜一倍。

附子汤仲景　治少阴病，身躯痛，手足寒，骨节痛，脉沉者，及少阴病得之二三日，口中和，背恶寒者。

前方去生姜，加人参二两。

乌梅丸仲景　治伤寒厥阴证，寒厥吐蚘。伤寒脏厥者死。脏厥者脉微而厥，至七八日肤冷发燥，无暂安时也。蚘厥者，蚘上入膈则烦，须臾复止，得食则呕而又烦，蚘闻食臭复出也。此为脏寒，当与此丸温脏安蚘。亦治胃腑发咳，咳而呕，呕甚则长虫出，亦主久利。

乌梅三百个　细辛　桂枝　人参　附子炮　黄蘖六两　黄连一斤　干姜十两　川椒去汗　当归四两

苦酒醋渍浸乌梅一宿，去核蒸熟，和药蜜丸。

祛　风

小续命汤《千金》　治中风不省人事，神气愦乱，半身不遂，筋急拘挛，口眼喎斜，语言謇涩，风湿腰痛，痰火并多，六经中风，及刚柔二痉。亦治产后中风。论见前。

麻黄去节　杏仁去皮尖，研　桂枝　白芍酒炒　甘草炙　人参　川芎　黄芩　防己各一两　防风两半　附子半两，炮去皮脐

每服三钱，或四五钱，加姜枣煎，温服取微汗。筋急语迟，脉弦者，倍人参，去芩、芍，以避中寒，服后稍轻再加当归。烦躁不大便，去桂、附，倍芍药加竹沥，热去附子，入白附子亦可。如不大便，日久胸中不快，

加大黄、枳壳；如脏寒下利，去黄芩、防己，倍附子加术。呕逆加半夏。语言蹇涩，手足战掉，加菖蒲、竹沥；身痛发搐加羌活。口渴加麦冬、花粉。烦渴多惊，加犀角、羚羊角；汗多去麻、杏，加白术。舌燥去桂、附，加石膏。参《丹溪心法》。

独活汤丹溪　治风虚瘛疭，昏愦不觉，或为寒热。

独活　羌活　防风　细辛　桂心　白薇　当归　川芎　半夏　人参　茯神　远志　菖蒲五钱　甘草二钱半，炙

每服一两，加姜枣煎。

愈风散华佗　治产后中风口噤，角弓反张，亦治血晕不醒人事，四肢强直。方见产后角弓类，亦名如圣散。

二陈汤《局方》　治一切痰饮为病，咳嗽胀满，呕吐恶心，头眩心悸。

半夏姜制，二钱　陈皮去白　茯苓一钱　甘草五分

加姜煎。半夏、陈皮，贵其陈久则无燥散之患，故名二陈。

《千金》**半夏茯苓汤**　治妊娠恶阻，烦闷吐逆，恶食头眩，体重恶寒，汗出等症。

半夏　生姜各三十铢　干地黄　茯苓各十八铢　橘皮　旋覆花　细辛　人参　芍药　芎藭　桔梗

甘草各十二铢　车氏只用八味，去细辛、川芎、桔梗之升提，芍药之酸敛，尤为尽善。

上十二味㕮咀，以水一斗，煮取三升，分三服。若病阻积月日不得治，及服药冷热失候，病变客热烦渴，口生疮者，去橘皮、细辛，加前胡、知母各十二铢；若变冷下利者，去地黄入桂心十二铢；若食少胃中虚生热，大便闭塞，小便赤少者，宜加大黄十八铢，去地黄加黄芩六铢。余依方服一剂得下后消息，看气力冷热增损方，更服一剂汤，便急使茯苓丸，令能食便强健也。忌生冷、醋滑、油腻。方论见恶阻门。

《千金》**茯苓丸**

茯苓　人参　桂心熬　干姜　半夏　橘皮各一两　白术　葛根　甘草　枳实各二两

上十味蜜丸梧子大，饮服二十丸，渐加三十丸，日三。《肘后》不用干姜、半夏、橘皮、白术、葛根，只用五物。又云妊娠忌桂故熬。

又方此在《景岳全书》名竹茹汤　治孕妇呕吐不止，恶心少食，服此止呕清痰。

青竹茹　橘皮各十八铢　茯苓　生姜各一两　半夏三十铢

上五味，水六升，煮取二升半，分三服。

《千金》**橘皮汤**　治妊娠呕吐，不下食。

竹茹　橘皮　人参　白术各十八铢　生姜一两　厚朴十二铢制

上六味，水七升，煮取二升半，分三服。《金匮》单用橘皮汤。

又：橘皮三升　竹茹二升　人参一两　甘草五两　生姜半斤　大枣三十枚

名**橘皮竹茹汤**，均治哕逆。后人又因《金匮》加半夏、赤苓、枇杷叶，亦名橘皮竹茹汤，治虚人呕逆。

六神汤　治产后痰迷，神昏谵语，恶露不断者，甚或半身不遂，口眼歪斜。方见前产后案中。

杜刮橘红　石菖蒲　半夏曲半夏亦可　胆星　茯神　旋覆花各一钱

水煎，滤清服。

理　气

紫苏饮严氏　治胎气不和，凑上心胸，腹满痛闷，名为子悬。胎至四五月，君相二火养胎，热气逆上之故。

紫苏一两　腹皮　人参　川芎　橘皮　白芍　当归三分　甘草一分

锉，分三份，水一盏，生姜四片，葱白煎，去渣服。一方无川芎，名七宝散，汪讱庵《医方集解》载此，苏叶只一钱，当归七分，甘草二分，余皆五分。

天仙藤散陈景初制　本名香附散，治子气肿胀。

天仙藤即青木香藤，洗，略焙　香附炒　陈皮　甘草　乌药　木香等分

锉末，每服五钱，加生姜三片，紫苏五叶，水煎，日三服，肿消止药。汪本无木香，有木瓜。

木香散王师复　治妊娠四五月后，每胸腹间气刺满痛，或肠鸣呕逆，减食。此由忿怒忧思，饮食失节所致。

莪术　木香　丁香　甘草

盐汤下。

抑气散丹溪　治妇人经将行，而痛气之滞也。

四物加胡索、丹皮、条芩。

又：**抑气散**严氏　治妇人气盛于血，变生诸证，头晕膈满。

香附四两　陈皮一两　茯神　甘草炙

为末，每服二钱。

抑青丸　大泻肝火，治左胁作痛，妇人怒气伤肝，胎气上逆，致呕逆水饮不能。入黄连一味，吴萸汤浸一宿为丸。

代赭旋覆汤仲景　治伤寒发汗，若吐若下，解后心下痞鞕噫气不除。邪虽解，胃弱不和，虚气上逆故也。

又周扬俊曰：余每借以治反胃噎食，气逆不降者

神效。《活人》云：有代赭旋覆汤证，气虚者先服四逆汤；胃寒者先服理中汤，后服此汤为良。

旋覆花即金沸草，三两　代赭石一两　人参二两　甘草三两　半夏半升　生姜五两　大枣十二枚

旋覆花汤《金匮要略》　旋覆花　葱　新绛

逍遥散《局方》　治血虚肝燥，骨蒸潮热，口干便涩，月经不调。

柴胡　当归酒拌　白芍酒炒　白术土炒　茯苓一钱　甘草炙，五分

加煨姜、薄荷煎。本方加丹皮、栀子，名加味逍遥散。

小柴胡汤仲景　治伤寒中风少阳证，往来寒热，胸胁痞满，默默不欲食，心烦喜呕，或腹中痛，或胁下痛，或渴或咳，或利或悸，小便不利，口苦耳聋，脉弦；或汗后余热不解，及春时嗽，发疟寒热，妇人伤寒，热入血室。小柴胡在经主气，在脏主血，故更能入血室。

柴胡八两　半夏半升　人参　甘草　黄芩　生姜三两　大枣十二枚

理　血

小蓟饮子　治男妇下焦热结，尿血淋漓。痛者为血，淋不痛者为溺血。论见妊娠经来类。

小蓟　蒲黄炒黑　藕节　滑石　木通　生地　栀子炒　淡竹叶　当归　甘草各五分

导赤散钱氏　治小肠有火，便赤淋痛。论见带下类。

生地黄　木通　甘草　淡竹叶

等分煎。

血极膏罗谦甫　治妇人污血凝滞胞门，致成经闭。论见经闭类。

大黄一味为末，醋熬成膏，服之，利一二行，经血自下。

荡胞汤《千金》　治二三十年不产育，胞中必有积血。论见求子门。

朴硝　丹皮　当归　大黄　桃仁生用，各三铢　厚朴　桔梗　人参　赤芍　茯苓　桂心　甘草　牛膝　橘皮各二铢　附子六钱　虻虫　水蛭各十枚

上十七味㕮咀，以清酒五升，水五升合煮，取三升，分四服，日三夜一。

每服相去三时，覆被取微汗，天寒汗不出，著火笼之，必下脓血，务须斟酌下尽，二三服即止。如大闷不堪，可食酢饭冷浆一口即止，然恐去恶不尽，忍之尤妙。

夺命散　治产后恶露不行，眩晕昏冒。论见产后眩晕门及恶露不来。

没药去油，二钱　血竭一钱

共研末，分两服，糖调酒下。

夺命丹《良方》　治瘀血入胞，胀满难下，急服此即消，胞衣自下。

杰按：似与前论恶闭致喘证未对，姑列以俟再考。

附子炮，半两　干漆碎之，炒烟尽　牡丹皮各一两

上为细末，另用大黄末一两，以好醋一升，同熬成膏，和前药丸桐子大，温酒吞五七丸。一方有当归一两。

花蕊石散　治血入胞衣，胀大不能下，或恶露上攻，或寒凝恶露不行。

花蕊石四两　硫磺一两

研细泥封，煅赤，服一钱，童便下。

又：葛可久花蕊石散　治略同上。

花蕊石，煅存性，研如粉，以童便一盏，男人入酒少许，女人入醋少许煎温，食后调服三钱，甚者五钱。能使瘀血化为黄水，后用独参汤补之。非寒凝者不宜此。

无极丸　治恶露不行，发狂谵语，血瘀之重者。

失笑散《局方》　治恶露不行，心包络痛，或死血腹痛，不省人事。

蒲黄　五灵脂净者，等分

炒为末，煎膏醋调服，或用二三钱，酒煎热服。

如神汤　治瘀血腰痛下注，两股如锥刺。

延胡　当归　肉桂

等分，水煎服。

二味参苏散　人参　苏木

清魂散严氏　治产后恶露已尽，忽昏晕不知人。产后气虚血弱，又感风邪也。

泽兰叶　人参各二两半　荆芥一两　川芎五钱　甘草二钱

上为末，用温酒热汤各半盏调，灌一二钱，能下咽即开眼；更宜烧干漆气淬醋炭于床前，使闻其气。

伏龙肝散　治大小产，血去过多不止。

伏龙肝

黑龙丹亦名琥珀黑龙丹　治产难及胞衣不下，血迷血晕，不省人事，一切危急恶候垂死者。但灌药得下，无不全活。亦治产后疑难杂证。案见奇证中。

当归　五灵脂净者　川芎　良姜　熟地各二两，锤碎，入砂锅内，纸筋盐泥固济，火煅过　百草霜一两　硫磺　乳香各二钱　琥珀　花蕊石各一钱

为细末，醋糊丸，如弹子大，每用一二丸，炭火煅红，投入生姜自然汁中浸碎，以童便合酒调灌下。

托里散 治一切恶疮发背、疔疽便毒。始发脉弦洪实数，肿甚欲作脓者，亦治产后瘀血将成脓。论见前。

金银花 当归二两 大黄 朴硝 花粉 连翘 牡蛎 皂角刺三钱 黄芩 赤芍一钱

每五钱，半酒半水煎。

蜡矾丸 治一切疮痈恶毒，先服此丸护膜托里，使毒不攻心，或为毒虫蛇犬所伤，并宜服之。

黄蜡二两 白矾一两

先将蜡熔化，候稍冷入矾和匀为丸，酒下。每服十丸、二十丸，渐加至百丸，则有力。疮愈后服之亦佳。

太乙膏 治疬子疮神效。丹溪

脑子一钱，研 轻粉 乳香各二钱，研 麝香三钱，研 没药四钱，研 黄丹五两

上用清油一斤，先下黄丹熬，用柳枝搅，又用憨儿葱七枝熬焦，再下一枝，葱尽为度。下火不住手搅，观冷热得所，入脑子等药搅匀，瓷器盛之，用时旋摊。

润下

麻仁丸仲景 治便难脾约。

大黄四两，蒸 厚朴 枳实即大承气去芒硝也 麻

仁一两一钱　杏仁二两二钱，去皮麸炒　芍药

蜜丸梧子大，每服三五十丸温水下。丹溪书名脾约丸。

丹溪麻仁丸　治同上，兼治风秘。

郁李仁　麻子仁各六两，另研　大黄二两半，以一半炒　山药　防风　枳壳七钱半，炒　槟榔五钱　羌活　木香各五钱半

蜜丸，梧子大，服七十丸，白汤下。

平胃散《局方》　治脾有停湿，泄饮痞膈，宿食不消，满闷溏泄。加朴硝善腐死胎，论见产类。

苍术泔浸，五斤　厚朴姜制，炒　陈皮各三斤，去白　甘草三十两，炒

上为末，每服五钱，加姜三片，枣一个煎，入盐一捻，沸汤点服亦得。见丹溪书。

安胎方　黄耆蜜炙　杜仲姜汁炒　茯苓各一钱　黄芩一钱五分　白术生用五分　阿胶珠一钱　甘草三分　续断八分

胸中胀满，加紫苏、陈皮各八分，下红加艾叶、地榆各二钱，并多加阿胶引，用糯米百粒，酒二杯煎服。腹痛用急火煎。

保胎神佑丸　此方屡验。一有孕即合起，每日服之。凡易滑胎者，自无事，且易产。

白茯苓二两　於术一两，米泔浸一日，黄土炒香　条芩一两，酒拌炒　香附一两，童便浸炒　延胡一两，米醋炒　红花一两，隔纸烘干　益母草净叶去梗，一两　真没药三钱，瓦上焙干，去油

上为末，蜜丸桐子大，每服七丸，白滚水下。若胎动日一日，可服三五次，切不可多服。至嘱。

杰按：胎滑自是血热胎动之故，方中红花行血，延胡走而不守，恐非保胎所宜。况已有香附行气，气行血自不滞，何取动血之品？宜去之为稳。

雄按：每服七丸，故有奇效，而无小损也。毋庸裁减。

又按：神佑丸兼能调经种子，大有殊功。

保胎盘石丸　怀山药四两，微炒　杜仲去粗皮，净三两，盐水炒断丝　川续断二两，酒炒

共为末，糯米糊为丸，如绿豆大，每服三钱，米汤送下。方虽平常，屡用屡验，乃异人所授也。凡胎欲堕者，一服即保住，惯小产者，宜常服之，或每月服数次，至惯半产之月即服之，无不保全。

银苎酒　治妊娠胎动欲堕，腹痛不可忍，及胎漏下血。

苎根二两　纹银五两　酒一碗

如无苎根之处，用茅草根五两，加水煎之。

紫酒 治妊娠腰痛如折。

黑料豆二合，炒熟焦

白酒一大碗，煎至七分，空心服。

仙传回急保生丹 此方得之神感，效验异常。

大红凤仙子九十粒 白凤仙子四十九粒 自死龟板一两，麻油涂炙 通梢怀牛膝三钱 桃仁一钱五分 川芎五钱 白归身五钱

凤仙子研末包好，临产时将余药称明分量为末，配入临盆时米饮，调服二钱，迟则时服一钱。交骨不开者即开，难产者不过三服。临盆一月内，本方去凤仙子，入益母膏二两，每日早米饮调服二钱，则临盆迅速。胎元不足者勿服。产后瘀血不净，变生病者，或儿枕痛，于本方内加炒红曲三钱，酒炒马料豆二合，共为末，用童便半杯，陈酒半杯，调服二三钱即愈。唯凤仙子只于临盆时用。

仙传通津救命玉灵汤 治裂胞生，及难产数日，血水已干，产户枯涩，命在舛危者。

龙眼肉去核，六两 生牛膝梢一两，黄酒浸，捣烂

将龙眼肉煎浓汁，冲入牛膝酒内服之，停半日即产，亲救人无不奇验。

雄按：龙眼甘温，极能补血，大益胎产，力胜参芪，宜一钱。素体多火者，并加西洋参片如糖之数

幕，以丝棉一层，日日放饭锅内蒸之，蒸至百次者良。谓之代参膏，较生煎者功百倍矣。娩时开水瀹之，其汁尽出，如遇难产，即并牛膝酒共瀹，更觉简便。凡气血不足，别无痰滞便滑之病者，不论男妇，皆可蒸服，殊胜他剂也。

方剂索引

二画

三画

四画

五画

六画

七画

八画

九画

十画

十一画

十二画

十三画以上

57检